W0411407

Dr. Dr. Jürgen Gießing

HIT

HOCH INTENSITÄTS TRAINING

Das optimierte System für rapiden Muskelaufbau

novagenics

Wichtiger Hinweis für den Leser
Die Erkenntnisse der Sportwissenschaft und Medizin unterliegen einem laufenden Wandel durch Forschung und Erfahrung. Alle in diesem Buch getroffenen trainingsmethodischen Empfehlungen wurden vom Autor mit großer Sorgfalt erarbeitet und geprüft. Das entbindet den Nutzer dieses Werkes jedoch nicht von der Verpflichtung, präventive und therapeutische Entscheidungen in eigener Verantwortung zu treffen.

Dr. Dr. Jürgen Gießing:
HIT – Hochintensitätstraining. Das optimierte System für rapiden Muskelaufbau

1. Auflage Novagenics-Verlag 2006

Danksagung

Autor und Verlag bedanken sich bei allen Personen, die die Entstehung dieses Buches unterstützt haben, zuvorderst bei Frau Joanne Sharkey, Successor-In-Heir von Mike Mentzer und President von Mentzer-Sharkey Enterprises, Inc. (www.mikementzer.com), die viele wichtige Ratschläge und wertvolle Kontakte beigesteuert hat. Ihre Vermittlung ermöglichte die Veröffentlichung der beiden Photos von Mike Mentzer und Dorian Yates beim Training im Gold's Gym in Venice, Kalifornien; beide Bilder wurden freundlicherweise von John Little, Northern River Productions, zur Verfügung gestellt.

Die beiden Photos vom »Mr. Olympia« 1980 in Sydney stammen von Wayne Gallasch, GMV Productions (www.gmv.com.au), der keine Mühe gescheut hat, alte Dias von diesem Ereignis zu durchforsten, um diese Raritäten aufzutreiben. Die anderen Photos im vorliegenden Buch stammen von Michael Neveux (www.michaelneveuxphotography.com), der schon seit vielen Jahren für die führenden Bodybuilding-Magazine arbeitet. Darüber hinaus bedanken wir uns für die freundliche Genehmigung zur Veröffentlichung der Photos bei Casey Viator (www.caseyviator.com) und Dorian Yates (www.dorianyates.net).

Weiterhin gilt unser Dank den Probanden der Vorermüdungs-/Nachermüdungsstudie sowie Herrn Knut Wienbeck vom Fitness-Studio Charisma in Frankenberg (www.charisma-freizeit.de) für die Bereitstellung der Trainingsmöglichkeiten zur Durchführung der Studie.

INHALT

Verzeichnis der Abbildungen und Tabellen

Einleitung

Volumentraining oder Hochintensitätstraining? Welche ist die bessere Methode zum Aufbau von Kraft und Muskelsubstanz? Diese Frage beschäftigt die Bodybuilder seit über 30 Jahren und je mehr Argumente für den einen oder den anderen Standpunkt vorgebracht wurden, desto mehr Fragen ergaben sich anstelle der erhofften Antworten.

Die Frage nach dem »optimalen« Trainingssystem ist wohl ebenso alt wie das Krafttraining selbst. Die frühen Athleten konnten noch nicht auf die Erkenntnisse einer systematischen Trainingsforschung aufbauen. Als zu Beginn des 20. Jahrhunderts der »Athletenvater« Theodor Siebert sein Trainingsystem verbreitete und der große Eugen Sandow die Bezeichnung »Bodybuilding« prägte, ging die Medizin noch vom sog. Ressourcenmodell aus: Man glaubte, der Mensch habe Zeit seines Lebens nur einen bestimmten Vorrat an gottgegebener oder geerbter Energie, mit der er sorgfältig haushalten müsse. Das Stemmen von Hanteln galt daher als sinnlose, eitle und gefährliche Zeitverschwendung.

Die ersten Athleten stellten jedoch das Gegenteil fest. Wer sich durch Muskeltraining systematisch schwächt, wird anschließend umso stärker. Auf diese Weise entstanden die »Meisterlehren«, also das Nachahmen gewisser Trainingsmethoden, die einer bestimmten Person Erfolg gebracht hatten.

Beim Bodybuilding bildeten solche »Meisterlehren« lange Zeit die Grundlage der Diskussion um die beste Trainingsmethode; teilweise ist es heute noch so. Von besonderer Bedeutung ist in diesem Zusammenhang das Wirken von Joe Weider, der die Trainingsmethodik der Champions beobachten und in seinen Zeitschriften beschreiben ließ. Diese sog. Weider-Prinzipien prägten das Bodybuilding für eine sehr lange Zeit.

In den 1970er Jahren bezeichneten Theoretiker wie Arthur Jones und Athleten wie Casey Viator oder Mike Mentzer die Weider-Prinzipien erstmals als »Volumentraining« und behaupteten, ein intensiveres, kürzeres und selteneres Training sei diesem überlegen. Zusammen mit anderen Wissenschaftlern und Athleten dieser Tage begründeten sie eine neue Trainingsform, das hochintensive Training, kurz »HIT« genannt. Seit dem ersten Auftreten des HIT sind die Auseinandersetzungen um die beste Methode des Muskelaufbautrainings nicht verstummt. Dabei sind die Fakten im Laufe der Jahre oft in den Hintergrund gerückt; nicht selten glich die Kontroverse einer Auseinandersetzung zwischen zwei Glaubensrichtungen, so festgefahren schienen die Positionen. Entsprechend ist die Diskussion »HIT oder Volumentraining« in weiten Teilen auf dem Stand der frühen 1980er Jahre stehen geblieben.

Inzwischen existieren jedoch zahlreiche neue wissenschaftliche Erkenntnisse über die bestimmenden Faktoren für das Muskelaufbautraining, wie z.B. Trainingsintensität, -volumen und -häufigkeit. Die meisten Studien sind kaum bekannt, weil sie in wenig verbreiteten sportwissenschaftlichen oder sportmedizinischen Fachzeitschriften erschienen sind. Das Anliegen des vorliegenden Buches ist es, diese Lücke zu schließen. Aus diesem Grund werden neueste Forschungsergebnisse in die Bewertung des Hochintensitätstrainings (HIT) mit einbezogen, um dem Leser eine fundierte Grundlage und entsprechende Anregungen für das eigene Training zu liefern.

Das erste Kapitel widmet sich der Geschichte des hochintensiven Trainings, beginnend bei den Erkenntnissen des US-Amerikaners Arthur Jones, der erstmals eine Theorie dieser Trainingsform aufstellte. Es folgt die Geschichte der ersten erfolgreichen Athleten, die HIT praktizierten, wie die US-Amerikaner Casey Viator und Mike Mentzer und ihrer Beiträge zum HIT-System. Die Ereignisse rund um den »Mr. Olymia« 1980 in Sydney werden ausführlich erläutert; ein einschneidendes Ereignis, das die Entwicklung des HIT um Jahre zurückwarf. Weiter geht es mit dem Engländer Dorian Yates, der mit Hilfe des HIT das Profi-Bodybuilding in den 1990er Jahren dominierte, sowie Mike Mentzers verbessertem HIT von 1998.

Im zweiten Kapitel werden die Grundlagen des HIT auf den Prüfstand der Sportwissenschaft gestellt. Aktuelle Untersuchungen werfen ein ganz neues Licht auf die alte Kontroverse, welches Trainingssystem das effektivere ist. Fehlinterpretationen werden korrigiert und dem Repertoire des HIT neue, intensitätssteigernde Methoden hinzugefügt.

Im dritten Kapitel wird zunächst ein vierstufiges Grundlagenprogramm vorgestellt, das Athleten aller Leistungsstufen eine optimale Vorbereitung auf das HIT ermöglicht. Es folgen die Erläuterung einiger weniger bekannter Übungen, sowie Hinweise zur Regeneration. Im Anschluss daran werden moderne HIT-Programme vorgestellt, die einen raschen Muskelaufbau versprechen.

Dabei wünschen Ihnen Autor und Verlag viel Erfolg!

KAPITEL 1

DIE GESCHICHTE DES HIT

1.1 Das Bodybuilding in den frühen 1970er Jahren

Zu Beginn der 1970er Jahre war das Bodybuilding ein Sport, der nur wenigen Insidern überhaupt bekannt war. In der Öffentlichkeit wurden Bodybuilder wegen ihres muskulösen Aussehens meist für Gewichtheber gehalten, weil dieser Sport auf eine lange antike und olympische Tradition zurückblicken konnte und daher bereits einen entsprechenden Bekanntheitsgrad hatte. Der Unterschied zwischen Gewichtheben und einem systematischen Muskelaufbautraining war damals ebenfalls nur wenigen bewußt. Viel weiter verbreitet als wirkliche Kenntnisse über das Bodybuilding waren Vorurteile und Gerüchte, die über hantelstemmende Kraftsportler kursierten.

Dies änderte sich erst als der US-Journalist Charles Gaines und der Fotograph George Butler im Sommer 1972 von der Zeitschrift *Sports Illustrated* den Auftrag erhielten, einen Bericht über einen Bodybuilding-Wettkampf in Holyoke, USA, zu verfassen. Der Wettkampf an sich (»Mr. East Coast«) war eher unbedeutend, aber der Artikel, den Gaines und Butler darüber verfassten, setzte eine regelrechte Lawine in Gang. Dieser Bericht war nicht nur der erste überhaupt, der für eine breite Leserschaft über Bodybuilding geschrieben wurde, sondern stieß auch auf ein derart großes Interesse, dass Gaines und Butler in den Jahren 1974 und 1975 zunächst ein Buch und anschließend einen Dokumentarspielfilm über das Bodybuilding produzierten. Sowohl der

Film als auch das Buch mit dem Titel *Pumping Iron* erreichten weltweit ein Millionenpublikum. *Pumping Iron* erhöhte den Bekanntheitsgrad des Bodybuildings und seine Popularität ungemein und verbreitete gleichzeitig die damals vorherrschende Trainingsmethode: Das Volumentraining mit zahlreichen Übungen und Sätzen in jeder Trainingseinheit.

Im ersten Kapitel von *Pumping Iron* wird das Trainingsprogramm des damaligen »Mr. Olympia«, Arnold Schwarzenegger, ausführlich beschrieben. Dabei wird erläutert, wie er und seine Trainingspartner ihre Brustmuskulatur zunächst mit neun Sätzen Bankdrücken und anschließend mit jeweils drei bis fünf Sätzen weiterer Übungen trainierten. Die Autoren notierten sogar die Gesamtzahl der Wiederholungen. Laut Gaines und Butler hatten Schwarzenegger und seine Trainingspartner allein beim Brusttraining, »ihre Muskeln 278mal gezwungen, Zug oder Druck auf Metall auszuüben«, bevor sie gleich darauf die Rückenmuskulatur mit noch mehr Sätzen trainierten [1]. Ein solcher Trainingsumfang war damals nicht ungewöhnlich, sondern allgemein üblich. Folglich wäre auch niemand auf die Idee gekommen, diese Trainingsweise als Volumentraining zu bezeichnen, denn eine Vielzahl an Sätzen und Wiederholungen galt damals als Grundvoraussetzung für ein maximales Muskelwachstum. Die Unterscheidung des Bodybuildingtrainings in HVT (high volume training) und LVT (low volume training) erfolgte erst sehr viel später [2].

Das Buch *Pumping Iron* beschreibt, wie die ambitionierten Bodybuilder, die damals im Gold's Gym in Venice, Kalifornien trainierten, einen Doppelsplit an sechs Tagen pro Woche absolvierten. Das heißt, dass an jedem Tag zweimal trainiert wurde, nämlich morgens und abends und dass jeder Muskel dabei zwei- bis dreimal pro Woche direkt belastet wurde. Damit orientierten sich die dort trainierenden Bodybuilder an Schwarzeneggers Trainingsweise, wohl in der Hoffnung, eine ähnlich beeindruckende Muskelentwicklung zu erzielen. Welche Bedeutung man damals dem Faktor »Trainingsvolumen« beimaß, wird deutlich an der Beschreibung von Trainingsprogrammen der Bodybuilder, die sich außerhalb des Einflussbereichs von Venice auf Profi-

Wettkämpfe vorbereiteten. Gaines und Butler schildern dies am Beispiel von Serge Nubret, der sich in Frankreich auf den »Mr. Olympia« vorbereitete: »Die vergangenen zwölf Monate lang, drei Stunden jeden Morgen, drei jeden Nachmittag und zwei jeden Abend, hat Nubret Eisen gestemmt und gezogen und gleichzeitig eine Diät gehalten, die jeden normalen Metabolismus explodieren ließe – für diese berühmten Brustmuskeln machte er zum Beispiel jeden zweiten Tag vierzig Sätze Bankdrücken von je zwanzig Wiederholungen ... und nahm täglich 4 kg Fleisch, 400 g Proteinpräparate und 32 Gläser Wasser zu sich.« [3]

Dass Schwarzenegger trotz seines im Vergleich dazu geringeren Trainingsvolumens allen anderen Bodybuildern überlegen war, führten die Autoren auf zwei weitere Faktoren zurück: Eine korrekte Bewegungsausführung und eine maximale Trainingsintensität. Auch wenn der Begriff »Ausbelastungsintensität«, der in der heutigen sportwissenschaftlichen Terminologie den Grad der muskulären Ausbelastung innerhalb eines Trainingssatzes beschreibt, noch nicht gebräuchlich war, so ließ sich schon damals seine Bedeutung in der Beschreibung von Gaines und Butler erahnen: »Die Männer machen fünf Sätze von je zwölf Wiederholungen, und es schmerzt – bei Arnold mehr als bei den anderen, weil er die Übung stilreiner ausführt. ... Ein Grund, warum Schwarzenegger der beste Bodybuilder unserer Zeit ist, ist der, dass er bei keiner Übung mogelt. Er führt jede Bewegung vollständig und sauber aus; er bewegt sich nicht ruckartig, pausiert nicht und bringt außer dem Muskel, den er gerade trainiert, keine anderen Muskeln ins Spiel. Ein weiterer Grund ist seine ausgezeichnete Konzentrationsfähigkeit...« [4]. In der Film-Version von *Pumping Iron* verweist Schwarzenegger ausdrücklich darauf, dass es erforderlich sei, die maximal mögliche Wiederholungszahl bei jedem Satz auszuschöpfen. Dazu sei es oft notwendig, über die Schmerzgrenze hinaus zu gehen.

Ohne dass sie diesen Punkt weiter ausführten, deuten die Beschreibungen von Gaines und Butler ebenso wie die Aussage von Schwarzenegger eines an: Es kommt bei einem erfolgreichen Muskelaufbautraining offenbar darauf an, die jeweiligen Übungen sauber, d.h. mit korrekter Technik auszuführen und dabei eine möglichst hohe Ausbelastungsintensität zu erzielen. Obwohl insbesondere Schwarzenegger diesen Aspekt immer wieder betonte [5, 6, 7] und in seinem eigenen Training mit großem Erfolg praktizierte, ging man weiterhin davon aus, dass es vor allem das hohe Trainingsvolumen sei, das einen maximalen Muskelzuwachs erbringt. Diese Annahme beruhte jedoch weniger auf wissenschaftlich fundierten Erkenntnissen als auf einer simplen Beobachtung: Man verglich die Muskelentwicklung von Bodybuildern und Gewichthebern und führte den vergleichsweise höheren Zugewinn an fettfreier Masse bei Bodybuildern darauf zurück, dass diese ein im Unterschied zu Gewichthebern sehr viel höheres Volumen an Übungen, Sätzen und Wiederholungen absolvierten [5].

Aus diesem Grund hat sich die Annahme, dass ein hohes Trainingsvolumen für maximales Muskelwachstum unabdingbar ist, noch für viele Jahre gehalten [8]. Dabei wurde völlig ignoriert, dass bereits zu der Zeit, als *Pumping Iron* das Bodybuilding und damit auch das damals vorherrschende Volumentraining bekannt machte, die Notwendigkeit eines solchen Trainings und die vermeintlich logische Begründung, auf der es basierte, grundlegend in Frage gestellt wurde.

1.2 Arthur Jones und der Ursprung des HIT

Der amerikanische Unternehmer und Sportgeräteproduzent Arthur Jones vertrat eine völlig andere Auffassung bezüglich der Frage, wie ein effektives Muskelaufbautraining aufgebaut sein sollte.

Ausgangspunkt für seine Überlegungen waren jahrelange Beobachtungen der Tierwelt, die der Großwildjäger Jones in Afrika gemacht hatte. Dabei war ihm aufgefallen, dass offensichtlich ein Zusammenhang besteht zwischen der Intensität der körperlichen Anstrengung eines Tieres und der Ausprägung seiner Muskulatur. Als anschauliches Beispiel nannte Jones die Löwen. Während die weiblichen Tiere den ganzen Tag über aktiv waren und sich um den

Nachwuchs kümmerten, ruhten und schliefen die männlichen Tiere fast den ganzen Tag über. Wenn die Männchen aber auf die Jagd gingen, dann zeigten sie hierbei eine ungeheure Intensität bei kurzen, sehr schnellen Sprints, enormen Sprüngen und dem Verbringen selbst größerer Beutetiere über längere Strecken. Aus diesen Beobachtungen folgerte Jones, dass die sehr viel größere Muskelmasse der männlichen Löwen sich nicht allein durch die Auswirkungen von Hormonen erklären lässt, sondern dass auch ihr kurzes, hartes »Training« und die langen »Regenerationszeiten« berücksichtigt werden mussten. So kam er zu der Forderung, ein Muskelaufbautraining müsse »intense, short and infrequent« sein, also intensiv, kurz und nicht so häufig ausgeführt.

Natürlich war dieser »unwissenschaftliche« Ansatz einer der Hauptgründe für die heftige Kritik, die Jones für seine Überlegungen erntete. Dabei wurde (und wird auch heute noch) von den Kritikern des HIT übersehen, dass der Ansatz für das Volumentraining nicht minder unwissenschaftlich ist. Denn auch hierbei beobachtete man die Anstrengungen muskulöser Menschen und versuchte daraus Schlussfolgerungen zu ziehen, wie ein Muskelwachstum entsteht. Die bekannten Weider-Prinzipien basieren allesamt auf der Beschreibung der Trainingsmethoden erfolgreicher Bodybuilder. Spätere wissenschaftliche Studien versuchten dann, diese Beobachtungen theoretisch zu »untermauern«.

Seit Anfang der 1970er Jahre meldete sich Jones immer wieder in Bodybuildingzeitschriften zu Wort, schaltete Anzeigen für die von ihm entwickelten und vertriebenen Geräte und schrieb Abhandlungen über die Grundprinzipien des Muskelaufbautrainings (»The Nautilus Bulletin«). Jones' Überlegungen lassen sich dabei wie folgt zusammenfassen [9, 10]:

Der menschliche Körper ist eine Einheit und muss auch so behandelt werden. Wenn man isst, führt man dem gesamten Körper Nährstoffe zu; wenn man schläft, schläft der gesamte Körper. Es ist nicht möglich, dass nur ein Teilbereich des Körpers ernährt wird oder dass nur ein Teilbereich des Körpers schläft. Folglich sei der Körper auch jeweils als Ganzes zu trainieren und nicht nur ein Teilbereich des Körpers. Splitprogramme seien daher

Tab. 1 Arthur Jones' Empfehlungen für ein effektives Training

Der gesamte Körper sollte dreimal wöchentlich trainiert werden, wobei jede Trainingseinheit in maximal zwei Stunden abgeschlossen sein soll.

Nach jedem Trainingstag ist mindestens ein Ruhetag einzulegen.

Wenn drei wöchentliche Trainingseinheiten trotz maximaler Anstrengung keinen Muskelzuwachs herbeiführen, sollte das Trainingsvolumen keinesfalls erhöht werden, sondern die Anzahl der Trainingstage auf zwei pro Woche reduziert werden, damit mehr Zeit zur Erholung zur Verfügung steht.

Nur in Ausnahmefällen sollten mehr als zwei Sätze pro Übung und niemals mehr als drei Sätze ausgeführt werden.

Alle Übungen sind stets in korrekter Technik auszuführen.

Ein Satz sollte niemals beendet werden, bevor die maximal mögliche Wiederholungszahl mit dem gewählten Gewicht erreicht wurde.

Kraftzuwächse liefern Hinweise auf Muskelzuwächse. Daher sollte man stets versuchen, die Gewichte für die jeweiligen Übungen progressiv zu steigern.

Bei vielen Übungen liefern Kurz- und Langhanteln keinen optimalen Widerstand über den gesamten Bewegungsablauf. Bei manchen Übungen ist daher der Einsatz speziell entwickelter Trainingsmaschinen vorteilhafter.

Jeder Trainierende sollte den Erfolg oder Misserfolg seines Trainings nicht an Vergleichen mit anderen Athleten festmachen, sondern sich stets an der eigenen Leistung messen. Vergleiche mit anderen sind aufgrund der zahlreichen individuellen Unterschiede nicht relevant.

Tab. 1 Arthur Jones' Empfehlungen für ein effektives Training, Fortsetz.

Ein fortgeschrittener Athlet sollte nicht öfter oder umfangreicher trainieren als ein Anfänger, sondern härter.

Wer krank ist, sollte nicht trainieren, sondern sich zuerst auskurieren.

Auf eine angemessene Nährstoffzufuhr ist zu achten, weder Kohlenhydrate noch Fette oder Proteine sollten im Übermaß konsumiert werden, weil dies in einer Körperfettzunahme resultiert, aber nicht in zusätzlichem Muskelzuwachs.

Die Einnahme von Dopingmitteln ist unter allen Umständen abzulehnen.

abzulehnen. Daraus leitete Jones einige Empfehlungen für ein effektives Muskelaufbautraining ab, die in Tab. 1 aufgeführt sind.

Ein wesentlicher Punkt in Jones' Argumentation bestand in der Aussage, dass konventionelle Hanteln bei bestimmten Übungen nicht den optimalen Widerstand bieten. Aus diesem Grund seien spezielle Trainingsmaschinen nötig, um alle Muskeln optimal zu belasten. Als ein Beispiel nannte er Bizepscurls, bei deren Ausführung dem Muskel weder in der Ausgangsposition (wenn der Arm gerade, vor oder neben dem Körper herunterhängt) noch in der Endposition (wenn der Arm gebeugt ist und die Hantel nahe am Kinn) ein Widerstand entgegen gesetzt ist. Deshalb entwickelte er Trainingsmaschinen, bei denen die Bewegungsausführung über ein Schwungrad verläuft, das so geformt ist, dass während der gesamten Bewegungsphase ein Widerstand erzeugt wird. Aufgrund der Form dieser Schwungräder, die an eine Nautilus-Muschel erinnerte, nannte er seine Firma »Nautilus«.

1.3 Der erste große Erfolg: Casey Viator

Um die Vorzüge seines Trainingskonzepts – HIT an Nautilus-Maschinen – zu belegen, war Jones auf der Suche nach geeigneten Versuchspersonen, die nach seiner Anleitung trainieren und deren Erfolge dann die Überlegenheit seines Konzepts demonstrieren sollten. Bei der Wahl zum »Mr. America« 1970 traf er auf den damals erst 18jährigen Casey Viator, der bei dieser Meisterschaft den dritten Platz belegte und bei allen Anwesenden, einschließlich Arthur Jones, einen nachhaltigen Eindruck hinterließ. Jones war vom Entwicklungspotenzial des jungen Casey Viator so angetan, dass er ihn engagierte, um sein Trainingskonzept an ihm zu testen. Offenbar mit Erfolg, denn nur ein Jahr später gewann Casey Viator nicht nur den »Junior-Mr. America«-Titel am 16. Mai 1971, sondern vier Wochen später, am 12. Juni 1971, auch den »Mr.-Amerika«-Wettkampf und besiegte dabei Konkurrenten, die zehn bis zwanzig Jahre älter waren als der damals erst 19jährige. Doch Casey Viator erregte mit diesem Wettkampf gleich durch mehrere faszinierende Umstände großes Aufsehen in Bodybuilding-Kreisen:

Er war nicht nur der jüngste Athlet, dem jemals der Sieg bei dieser prestigeträchtigen Meisterschaft gelungen war, sondern neben dem Gesamtsieg errang er auch den Sonderpokal für die besten Arme, den Sonderpokal für die beste Brust, den Sonderpokal für den besten Rücken und den Sonderpokal für die besten Beine. Man kann daher mit Fug und Recht sagen, dass Viator den Wettkampf nicht nur überlegen gewann, sondern die Konkurrenz geradezu deklassierte. Diese Form erreichte er nach nur wenigen Jahren Training mit gerade einmal 19 Jahren, während seine Wettbewerber viele Jahre mehr für diesen Wettkampf trainiert hatten. Casey Viator hatte also innerhalb weniger Jahre mehr Muskelmasse aufgebaut als die meisten seiner Konkurrenten in der doppelten, dreifachen oder gar vier- bis fünffachen Zeit.

All das wurde in Bodybuilding-Kreisen mit großem Interesse zur Kenntnis genommen. Die eigentliche Sensation bestand jedoch darin, dass Viator diese beachtlichen Erfolge mit einer Trainingsweise erzielt hatte, die mit der damals üblichen Trainingsmethodik nichts gemein hatte. Viator benutzte kein Split-

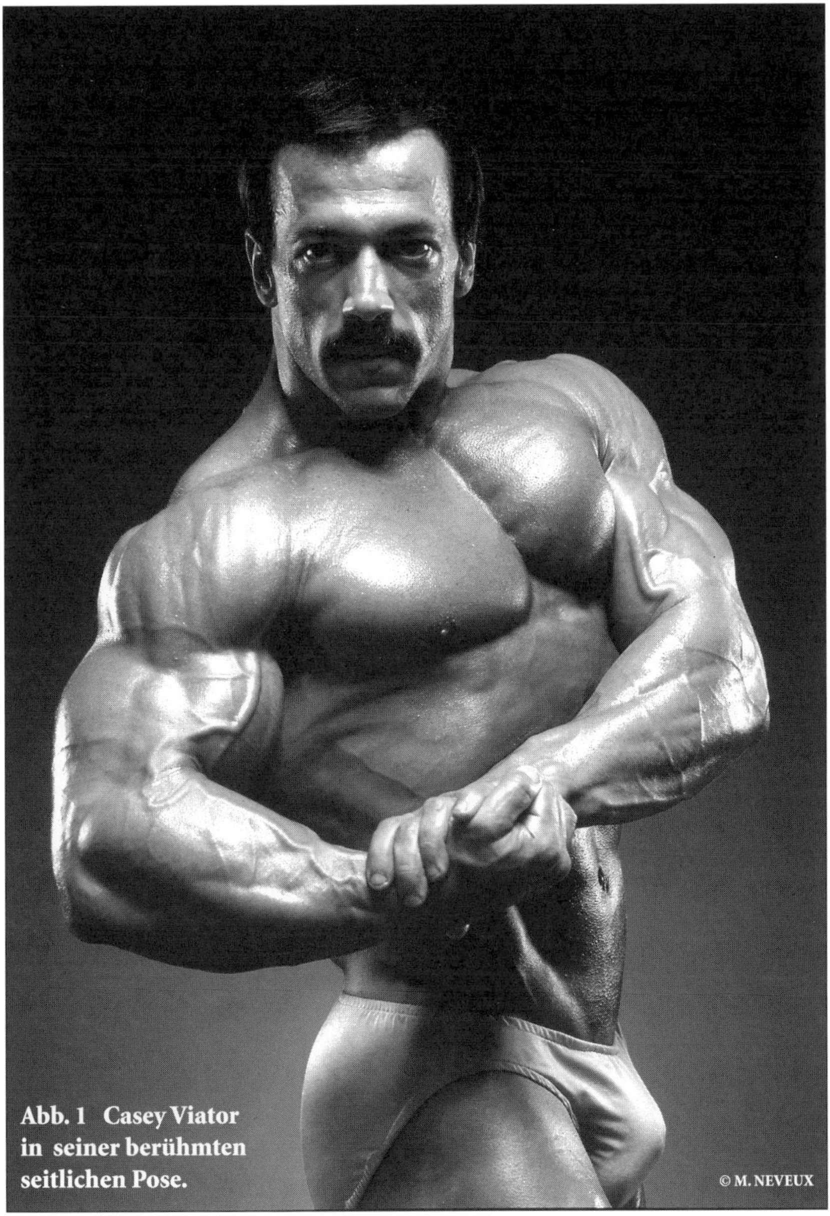

Abb. 1 Casey Viator in seiner berühmten seitlichen Pose.

© M. NEVEUX

programm, sondern absolvierte ein Ganzkörper-Training an drei Tagen pro Woche, wobei keine Trainingseinheit länger als 80 Minuten dauerte. Damit kam er auf eine Gesamt-Trainingsdauer von knapp vier Stunden pro Woche. Viator investierte somit in einer Woche weniger Zeit in sein Training als viele seiner Konkurrenten an einem einzigen Tag. Wie in *Pumping Iron* anschaulich geschildert wurde, waren 20 bis 30 Stunden Training pro Woche damals die Regel [1].

Arthur Jones nutzte die Aufmerksamkeit, die seinem Schützling zuteil wurde, um für die Überlegenheit seines Trainingskonzepts und für seine Trainingsmaschinen zu werben. Kritiker hielten dem entgegen, der Erfolg Viators sei nicht unbedingt auf Jones' Konzept oder gar seine Maschinen zurück zu führen, sondern vielmehr auf die außergewöhnlich günstige Veranlagung Viators, sowie dessen Anstrengungen im Training und seinen Ehrgeiz.

Jones suchte deshalb nach Bestätigung von unabhängiger Seite: Er bat die Wissenschaftler der Colorado State University, die Durchführung eines von ihm entwickelten Trainingsprogramms zu überwachen und die Resultate zu dokumentieren.

1.4 Das Colorado-Experiment

Anfang Januar des Jahres 1973 wurde Casey Viator bei einem Arbeitsunfall an der Hand verletzt und erkrankte schwer infolge einer allergischen Reaktion auf eine Tetanus-Injektion, die er nach dem Unfall erhielt. Infolge dieser Erkrankung und der damit einher gehenden Trainingspause verlor Casey Viator deutlich an Muskelmasse. Insgesamt konnte Viator vier Monate nicht trainieren; während dieser Zeitspanne sank sein Körpergewicht um 33,6 US-Pfund (15,3 kg) auf nur noch 76 kg. Als er genesen und bereit war, sein Training wieder aufzunehmen, entwarf Jones ein Trainingsprogramm für ihn und schlug vor, Viators Trainingsfortschritte von unabhängiger Seite überwachen und aufzeichnen zu lassen, um die Wirksamkeit des hochintensiven Trainings zu demonstrieren. Jones wollte beweisen, dass man mit hochin-

Tab. 2 Die Übungen beim Colorado-Experiment

- Beinstrecken
- Hyperextensionen
- Beincurls
- Überzüge
- Latziehen
- Nackendrücken
- Rudern sitzend
- Bankdrücken
- Bizepscurls
- Trizepsdrücken
- Dips

tensivem Training, mit nur drei Trainingseinheiten pro Woche, innerhalb von vier Wochen mehr Muskelmasse aufbauen kann als bei konventionellem Training in der vielfachen Zeit.

Das Experiment begann am 1. Mai 1973 und fand am Department of Physical Education der Colorado State University statt. Vor Beginn des Experiments sowie nach dessen Beendigung bestimmte Prof. Dr. James E. Johnson Viators Körpergewicht, Körperfettgehalt und die fettfreie Körpermasse. Ausführung und Dauer der Trainingseinheiten wurden von Dr. Elliot Plese, dem Leiter des Exercise Physiology Laboratory der Colorado State University, überwacht.

Viator trainierte während der Dauer des Experiments zwischen dem 1. Mai und dem 29. Mai 1973 insgesamt zwölf Mal. Die Trainingseinheiten bestanden aus nur wenigen Übungen, wie Tab. 2 zeigt.

Alle Übungen wurden an Nautilus-Maschinen ausgeführt. Pro Übung wurde in der Regel ein Satz absolviert. Jeder Satz wurde bis zum Muskelversagen ausgeführt. Da nicht in jeder Trainingseinheit alle Übungen trainiert wurden, kam Viator auf jeweils rund zehn Sätze pro Trainingseinheit. Diese zehn Sätze wurden innerhalb von 20-30 Minuten ausgeführt. Insgesamt trainierte Viator während des vierwöchigen Experiments zwölf Mal, absolvierte insgesamt 122 Sätze und benötigte dafür vier Stunden und 48 Minuten.

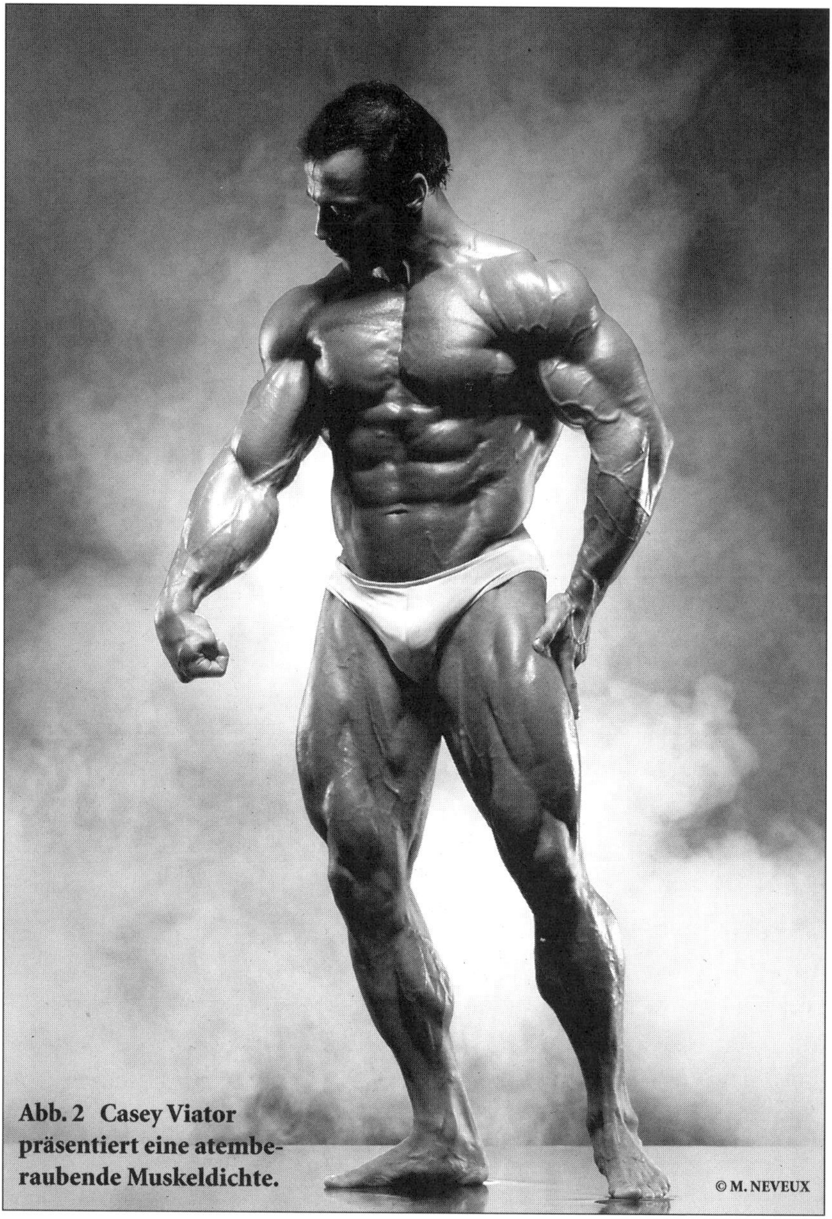

Abb. 2 Casey Viator präsentiert eine atemberaubende Muskeldichte.

© M. NEVEUX

Somit ergab sich eine durchschnittliche Trainingsdauer von 24,8 Minuten pro Trainingseinheit [9, 10]. Verglichen mit den in Pumping Iron beschriebenen Trainingsprogrammen von fünf bis sechs Stunden Training an sechs Tagen pro Woche war dies ohne Frage ein revolutionärer Ansatz.

Viators Körpergewicht stieg von ursprünglich 176 US-Pfund (76 kg) am 1. Mai 1973 auf 212 US-Pfund (96 kg) am 29. Mai. Die Messungen seines Körperfettanteils und seiner fettfreien Körpermasse zeigten, dass er zusätzlich zu diesem Massegewinn von 45,3 US-Pfund (20 kg) sein Körperfett um fast 18 US-Pfund (8,2 kg) reduzieren konnte. Die Zunahme an fettfreier Körpermasse betrug somit über 60 US-Pfund (27 kg).

Da Jones mit diesem Experiment auch demonstrieren wollte, dass man zum Muskelaufbau weder Nahrungskonzentrate noch Anabolika benötigte, wenn man nach seinem Konzept trainierte, bestritten sowohl Jones als auch Viator später vehement, dass während der Zeit des Experiments anabole Substanzen verwendet worden waren. Statt dessen hatte Viator große Mengen proteinreicher Nahrungsmittel verzehrt, wobei er versuchte, jeden Tag sechs bis acht kleinere Mahlzeiten zu sich zu nehmen, die insgesamt etwa 500 Gramm Protein und 4.000 bis 5.000 Kilokalorien lieferten.

Neben dem erfolgreichen Wiederaufbau von Muskelmasse muss auch die Verbesserung der Kraftwerte als dramatisch bezeichnet werden. So gelang es Casey Viator während des Experiments, mehrere persönliche Bestleistungen bei verschiedenen Übungen aufzustellen, wie die Aufzeichnungen von Dr. Eliot Plese belegen: Am ersten Tag des Experiments machte Viator zum Beispiel einen Kraftausdauer-Test bei der Übung Beinpressen mit 400 US-Pfund (182 kg). Dabei gelangen ihm 32 Wiederholungen. Am 3. Juni, also vier Tage nach Beendigung des Experiments, absolvierte Viator einen weiteren Krafttest. Aufgrund seiner Kraftsteigerungen während der zwölf Trainingseinheiten wurde das Gewicht auf 840 US-Pfund (382 kg) erhöht und Viator absolvierte damit 45 korrekte Wiederholungen [9].

Diesen Masse- und Kraftzuwachs erzielte Viator mit hochintensivem Training, wobei jeder Satz bis zum Punkt des momentanen Muskelversagens

(PmM) trainiert wurde. Die Ausbelastungsintensität, die Viator in seinem Training erreichte, war spektakulär. Dies berichteten nicht nur Arthur Jones und die Wissenschaftler, die das Experiment überwachten, sondern auch andere Zeitzeugen, die von Jones' Konzept des hochintensiven Trainings gehört hatten und mehr darüber erfahren wollten. Dr. Ellington Darden von der Florida State University besuchte Viator und Jones bereits während der Vorbereitung auf den »Mr. Amerika« 1971 und wurde Zeuge von Viators letzter Trainingseinheit zwei Tage vor dem Wettkampf. Darden berichtet davon, wie Viator seine Beine innerhalb von nur neun Minuten hochintensiv trainierte. Dabei absolvierte er insgesamt acht Sätze. Er begann mit einem Satz Beinpressen (20 Wiederholungen) mit 750 US-Pfund (340 kg), gefolgt von einem Satz Beinstrecken (20 Wiederholungen) mit 225 US-Pfund (102 kg) und einem Satz tiefe Kniebeugen (13 Wiederholungen) mit 502 US-Pfund (228 kg). Für diese drei Sätze benötigte er insgesamt weniger als vier Minuten. Den Abschluss des Beintrainings bildeten zwei Sätze Beinbeugen und drei Sätze Wadenheben [9].

Was diese Leistungen noch eindrucksvoller machte, ist die Tatsache, dass Viator nicht abfälschte, sondern stets bemüht war, die Übungen mit korrekter Technik auszuführen. Da er überwiegend an Nautilus-Maschinen trainierte, gab es ohnehin weniger Möglichkeiten zur Abfälschung als dies beim Freihantel-Training der Fall ist. Doch auch beim Training mit Kurz- und Langhanteln legte Casey Viator stets größten Wert auf eine korrekte Übungsausführung, was insbesondere seine Mitkonkurrenten stark beeindruckte. Chris Dickerson, »Mr. Olympia« 1982, sagte über ihn: »Casey Viator ist der stärkste Mann, den ich je bei der Ausführung von Bodybuilding-Übungen beobachtet habe – und er führte sie allesamt sauber aus.« [11]

Auch Albert Busek, Gründer und langjähriger Chefredakteur von Deutschlands ältester Bodybuilding-Fachzeitschrift *Sportrevue* sowie Kenner der internationalen Bodybuilding-Szene, war von Viators Trainingsintensität beeindruckt: »Im November 1978 traf ich Casey erstmals persönlich im Gold's Gym, das damals gerade von Venice nach Santa Monica umgezogen

Tab. 3 Casey Viators Wettkampferfolge

Jahr	Verband	Veranstaltung	Platzierung
1969	AAU	Teen Mr America	6.*
1970	AAU	Mr. America	3.
	AAU	Mr. America	3. +Most Muscular**
	AAU	Mr. USA	1. +Most Muscular
	AAU	Teen Mr. America	1. +Most Muscular
1971	AAU	Junior Mr. America	1. +Most Muscular
	AAU	Mr. America	1. +Most Muscular
1978	NABBA	Mr. Universe	2. Medium***
1979	IFBB	Canada Pro Cup	5.
1980	IFBB	Grand Prix California	3.
	IFBB	Grand Prix Louisiana	1.
	IFBB	Grand Prix Miami	2.
	IFBB	Grand Prix Pennsylvania	1.
	IFBB	Night of the Champions	5.
	IFBB	Mr. Olympia	14.
	IFBB	Pittsburgh Pro Invitational	1.
1981	IFBB	Grand Prix California	keine Platzierung
1982	IFBB	Grand Prix Belgium	4.
	IFBB	Grand Prix Sweden	3.
	IFBB	Mr. Olympia	3.
1995	IFBB	Master's Mr. Olympia	12.

* Wenn nicht näher bezeichnet, die Platzierung in der Gesamtwertung
** Sonderpokal für die größte Muskelmasse
*** Platzierung in der Klasse der mittelgroßen Athleten (medium height class)

war. Ich kam gerade von der Amateur-WM in Acapulco/Mexiko, wo mit Jusup Wilkosz ein neuer deutscher Bodybuildingstar aufgegangen war, der hinter dem Sieger Mike Mentzer im Schwergewicht Vizeweltmeister wurde. Im Gold's kamen danach alle damaligen Topstars zusammen, um Mike zu beglückwünschen und ihn auch nochmals zu begutachten. Dabei war auch Casey, der gerade für ein Comeback trainierte und schon großartig aussah. Zusammen mit Mike absolvierte Casey ein gnadenloses Training. Der Intensitätsgrad pro Wiederholungseinheit war für damalige Verhältnisse unvorstellbar.« [12]

Casey Viator hatte sich nach seinem sensationellen Erfolg beim »Mr. America« 1971 zunächst vom Wettkampfsport zurückgezogen; mit dem Colorado-Experiment sorgte er 1973 noch einmal für Schlagzeilen. Gegen Ende der 1970er Jahre trainierte Viator für ein Comeback; beim NABBA »Mr. Universe« 1978 platzierte er sich auf Anhieb als Zweiter, beim »Canada Pro Cup« 1979 gelangte er auf Platz fünf. 1980 gewann er hintereinander mehrere Meisterschaften auf US-Landesebene, so den »Grand Prix Louisiana«, »Grand Prix Pennsylvania« und die »Pittsburgh Pro Invitational«, bei etlichen anderen landete er auf den vorderen Plätzen. Im Feld der vielen starken Teilnehmer beim umstrittenen »Mr. Olympia« in Sydney 1980 kam er dagegen nicht unter die ersten sechs, sondern musste sich mit einem 14. Platz begnügen. Bei der »Mr. Olympia«-Wahl 1982 rechnete sich Viator nach den Rücktritten der Sieger von 1980 und 1981, Arnold Schwarzenegger und Franco Columbo, gute Chancen auf den Sieg aus. Mit einem respektablen dritten Platz bei diesem Ereignis erklärte er seinen endgültigen Rücktritt vom Wettkampfsport. Seinen bislang letzten Wettkampf bestritt Casey Viator 1995 mit dem »Master's Mr. Olympia«, wo er den 12. Platz belegte.

1.5 Das West Point-Experiment

Das Colorado-Experiment sorgte für erhebliches Aufsehen im Bodybuilding. Kritiker des hochintensiven Trainings hielten dem jedoch entgegen, dass die

Ergebnisse wenig aussagekräftig seien, da Casey Viator lediglich zuvor bereits erreichte Muskelsubstanz nach einer Krankheit wieder aufgebaut hatte, also sein ursprüngliches Leistungsniveau zurück erlangt hatte. Die Ergebnisse seien nicht auf andere Athleten übertragbar. Deshalb wollte Arthur Jones unbedingt eine weitere Studie mit mehreren Probanden durchführen, um zu beweisen, dass das HIT dem konventionellen Training weit überlegen war.

Die Gelegenheit ergab sich, als 1975 die US-Militärakademie in West Point Nautilusgeräte kaufte, um die Rekruten daran trainieren zu lassen. Jones fragte nach, ob man dort an einer Trainingsstudie teilnehmen wolle. Die Verantwortlichen stimmten zu und Jones finanzierte eine Untersuchung, bei der 20 Football-Spieler ein HIT und 20 Mannschaftskameraden ein konventionelles Krafttraining ausführten. Beide Gruppen trainierten dreimal pro Woche; die HIT-Gruppe absolvierte zehn, maximal zwölf Sätze pro Trainingseinheit, je einen pro Muskelgruppe. Nach sechs Wochen prüfte man die Verbesserungen im Bezug auf Kraft- und Ausdauerwerte. Die Krafttests wurden jeweils durchgeführt von Prof. Dr. James Peterson, die Ausdauerwerte wurden überprüft von Dr. Don Franks und Dr. Larry Gettman, beide Mitarbeiter des renommierten Cooper-Instituts.

Die Ergebnisse nach sechs Wochen erwiesen sich erneut als spektakulär: Während sich die Kraftwerte in der traditionell trainierenden Gruppe nicht veränderten, steigerte die HIT-Gruppe ihre Kraft bei den zehn getesteten Übungen um durchschnittlich 56 %. Darüber hinaus konnte die HIT-Gruppe auch signifikante Ausdauer-Steigerungen verzeichnen, die in der Kontrollgruppe nur mäßig ausgefallen waren [276].

Jones wertete diese Ergebnisse als endgültigen Beweis dafür, dass ein HIT nicht nur die bessere Methode zum Aufbau von Muskelkraft und -masse sei, sondern, dass es auch besser sei als konventionelles Ausdauertraining für die kardiovaskuläre Fitness. Letztere Schlussfolgerung ist jedoch wissenschaftlich unhaltbar, weil alle Probanden zusätzlich zum Krafttraining auch noch ihr übliches Footballtraining mit den dazu gehörenden Ausdauereinheiten absolvierten. Die Ausdauerverbesserungen könnten somit auch auf das Football-

Training zurückzuführen sein, eine sog. Scheinkorrelation. Allerdings lässt sich eines sicher daraus schließen, nämlich dass sich enorme Kraftsteigerungen durch HIT und Ausdauerverbesserungen bei einem gleichzeitig betriebenen Ausdauertraining nicht ausschließen, wie manchmal behauptet wird.

Im Gegensatz zu den weniger aussagekräftigen Resultaten des West Point-Experiments hinsichtlich der Ausdauerleistungsfähigkeit sind die Ergebnisse des Krafttrainings bemerkenswert. Die 56 %ige Kraftverbesserung der HIT-Gruppe ist umso höher zu bewerten, da es sich bei den Probanden bereits um gut trainierte Sportler mit langjähriger Krafttrainingserfahrung handelte. Auch wenn das Studiendesign nicht mit modernen Versuchsanordnungen zu vergleichen ist, lieferte das West Point-Experiment doch unbestreitbar weitere Belege für die außergewöhnliche Effektivität des HIT.

1.6 Mike Mentzer und der Siegeszug des HIT

Die Entwicklung des HIT gegen Ende der 1970er Jahre ist vor allem mit einem Namen verbunden: Mike Mentzer. Die von Busek zuvor angesprochene Weltmeisterschaft 1978 (»Mr. Universe«) in Acapulco war gleich aus mehreren Gründen ein einschneidendes Ereignis im Bodybuilding: Mike Mentzer gewann diesen Wettkampf nicht nur, sondern er deklassierte seine Konkurrenz geradezu, indem ihm etwas gelang, was zuvor noch keinem anderen Bodybuilder gelungen war: Er gewann die Weltmeisterschaft mit Idealpunktzahl, d.h. jeder der Kampfrichter bewertete Mentzer in jeder Runde des Wettkampfes mit dem ersten Platz. Weder Lou Ferrigno, der einige Jahre zuvor als der kommende Superstar gehandelt wurde, noch Robby Robbinson war dies gelungen. Selbst Arnold Schwarzenegger hatte dies bei keinem seiner insgesamt fünf Weltmeisterschafts-Titel geschafft.

Dass es einem Bodybuilder gelang, diesen wichtigsten aller Amateur-Wettkämpfe derart überragend zu gewinnen, war an sich schon sensationell. Die Tatsache, dass dieser Athlet anders trainierte als alle anderen erfolgreichen Bodybuilder sorgte ebenfalls für eine Menge Gesprächsstoff. Aber die Kombination beider Umstände – ein Bodybuilder trainiert nach ganz anderen Konzepten als den damals üblichen und gewinnt völlig unangefochten – löste eine Diskussion aus, bei der die etablierte Trainingsmethodik des Bodybuildings grundlegend in Frage gestellt wurde.

Dabei hatte auch Mentzer einmal so begonnen, wie es damals üblich war. In seinem Buch *Heavy Duty* beschreibt er, dass er mit einem Volumentraining keine nennenswerten Erfolge erzielen konnte und sogar in Erwägung zog, ganz mit dem Training aufzuhören: »Vor ca. 20 Jahren befand ich mich in einer ähnlichen Situation wie viele der ehrgeizigen Bodybuilder, mit denen ich heute tagtäglich zu tun habe. Ich verschlang begierig alle Bodybuilding-Zeitschriften und merkte mir die Trainingsprogramme, Sportlerdiäten und sogar die persönlichen Gewohnheiten aller Topchampions. Ich folgte ihrem Vorbild, indem ich den Grundsatz ›Mehr ist besser‹ verinnerlichte; absolvierte 30 Sätze pro Körperpartie und trainierte an sechs Tagen in der Woche. Nachdem ich nach monatelangem Training gemäß dieser Methode keinerlei Fortschritte verzeichnen konnte, sank meine Motivation derart, daß ich ernsthaft in Erwägung zog, meine Bemühungen gänzlich einzustellen. Da durch dreistündiges tägliches Training meine Muskelmasse nicht größer wurde, so überlegte ich, müßte ich vielleicht mein Pensum auf vier Stunden täglich steigern. … Wenn ich den Körper eines Champions nur dadurch entwickeln konnte, daß ich alles andere aufgab und ein Viertel meiner wachen Stunden in einem miefigen Fitneßraum verbrachte, war es das einfach nicht wert.« [13]

Ein Zusammentreffen mit Casey Viator führte schließlich dazu, dass Mentzer Arthur Jones kennen lernte. Casey Viator schwärmte von Jones' Konzept und gab Mentzer Jones' Telefonnummer. Mentzer hinterließ eine Nachricht auf Jones' Anrufbeantworter. Als Jones schließlich »um 2 Uhr früh am nächsten Morgen« zurückrief [22], fesselte er Mentzer mit einem mehr als einstündigen Vortrag über die Grundlagen trainingsbedingter Adaptation. Mentzer war von Jones' Ausführungen zum Hochintensitätstraining und den dabei zugrunde liegenden Überlegungen derart beeindruckt, dass er sofort

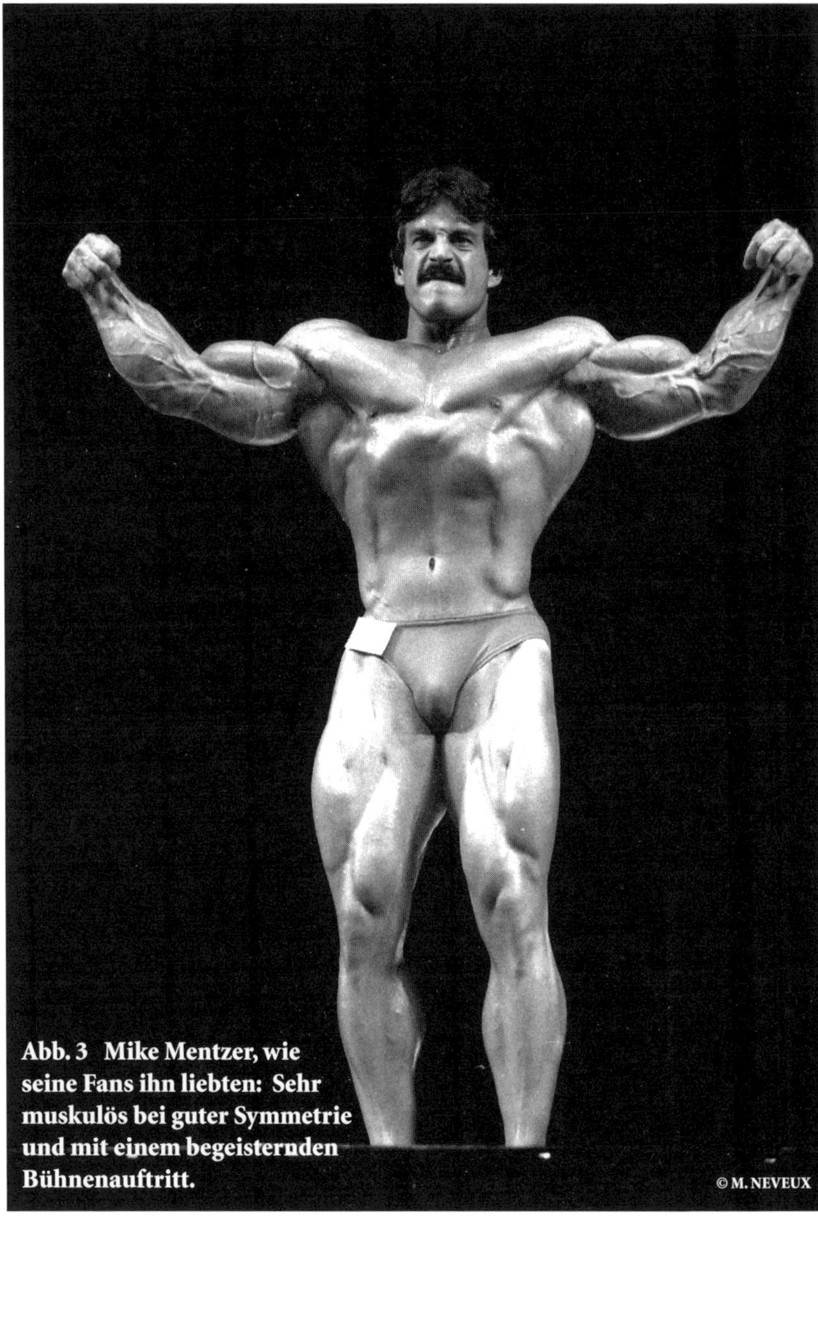

Abb. 3 Mike Mentzer, wie seine Fans ihn liebten: Sehr muskulös bei guter Symmetrie und mit einem begeisternden Bühnenauftritt.

zu einem HIT-Training wechselte. Nur anderthalb Jahre später gewann Mentzer den »Mr. America«-Wettkampf 1976.

Doch Mentzer übernahm das Konzept von Jones nicht einfach. Obwohl Casey Viator bereits sehr erfolgreich nach Jones' Anleitung trainierte, war Mentzer nicht nur bestrebt, diese Konzepte zu verbessern, sondern auch die dabei zugrunde liegenden Prinzipien zu ergründen. So wollte er das Konzept des HIT weiter optimieren.

Joe Weider, der kanadische Multi-Unternehmer, hatte zu diesem Zeitpunkt schon mehr als 30 Jahre Erfahrung darin, die Trainingsmethodik von Bodybuildern zu beobachten und zu beschreiben. Dies tat er nicht nur in einer Reihe von Büchern, sondern vor allem in seinen Zeitschriften, darunter die marktbeherrschenden Zeitschriften *Muscle Builder*, später *Muscle & Fitness*, sowie *Flex* und eine Reihe weiterer Bodybuilding- und Fitnessmagazine. Diese erschienen bereits damals in mehreren Sprachen und weltweit. In diesen Zeitschriften ließ er Artikel über die gängigen Trainingsmethoden verfassen, die er beobachten und sammeln ließ, um sie unter der Bezeichnung »Weider Prinzipien« bekannt zu machen.

Mentzer ging völlig anders vor. Ihm reichte es nicht, zu beobachten, wie erfolgreiche Bodybuilder trainierten und daraus Rückschlüsse zu ziehen. Er wählte die umgekehrte Vorgehensweise. Ihm ging es darum, die Trainingsmethodik des Bodybuildings auf eine wissenschaftlich fundierte Grundlage zu stellen.

Mentzers akademischer Hintergrund war für diese analytische Herangehensweise durchaus hilfreich. Durch sein später abgebrochenes Studium der Psychologie war er mit wissenschaftlichem Arbeiten vertraut. Hinzu kam sein Interesse für Philosophie, insbesondere für den Objektivismus nach Ayn Rand. In seinen Veröffentlichungen bezog sich Mentzer immer wieder auf den Objektivismus als philosophische Grundlage der Analyse verschiedenster Theorien. Mentzer forderte permanent dazu auf, verbreitete Trainingsmethoden nicht einfach zu übernehmen, sondern stets zu hinterfragen und erst dann zu ergründen, ob diese Methodik Sinn macht oder nicht. In ihrer

Tab. 4 Die Philosophie der Ayn Rand

Ayn Rand, Schriftstellerin und Philosophin, wurde am 2. Februar 1902 in Sankt Petersburg geboren und studierte an der dortigen Universität Philosophie und Geschichte. 1926 ging sie in die USA, wo sie bis zu ihrem Tod am 6. März 1982 lebte und arbeitete. Ihr literarisches Hauptwerk ist der Roman *Atlas Shrugged*; er handelt von der Bedeutung philosophischer Prinzipien in einer Gesellschaft und deren Auswirkungen. Grundlage von Ayn Rands Philosophie ist der von ihr begründete Objektivismus. Darin geht es um die philosophische Betrachtung einer objektiven Realität, die der Mensch durch die Anwendung der richtigen Methoden wie Beobachtung und Logik erkennen kann. Als sinnvoll wird im Objektivismus all das betrachtet, was dem Wohlergehen des Einzelnen dient, dabei aber gleichzeitig die Rechte aller anderen Individuen wahrt.

Einführung in die von ihr begründete objektivistische Erkenntnislehre [14] beschreibt Ayn Rand ihre Einschätzung, dass das Bestreben, menschliches Handeln auf der Grundlage von Logik zu organisieren, für den Bereich der Ästhetik (dazu zählt nach Mentzers Definition auch das Bodybuilding) nicht gilt. Diese Problematik sieht Mentzer deshalb auch im Bodybuilding als gegeben an: »Die Bodybuilder, mit denen ich tagtäglich zu tun habe, sind zutiefst verwirrt. Für viele besteht die einzige Informationsquelle aus Bodybuildingzeitschriften, die sie mit beinahe religiösem Eifer lesen, wobei sie jedes Wort als eine heilige Offenbarung oder als Orakelspruch betrachten, der nicht in Frage gestellt, sondern in blindem Vertrauen für bare Münze genommen wird.« [15]

Ein weiterer wichtiger Einfluss war Dr. John Ziegler, für den Mentzer als wissenschaftliche Hilfskraft tätig gewesen war [16]. Ziegler war zu dieser Zeit bereits als Sportmediziner und Betreuer der amerikanischen Olympiamannschaft der Gewichtheber landesweit bekannt. Ziegler forschte ständig nach

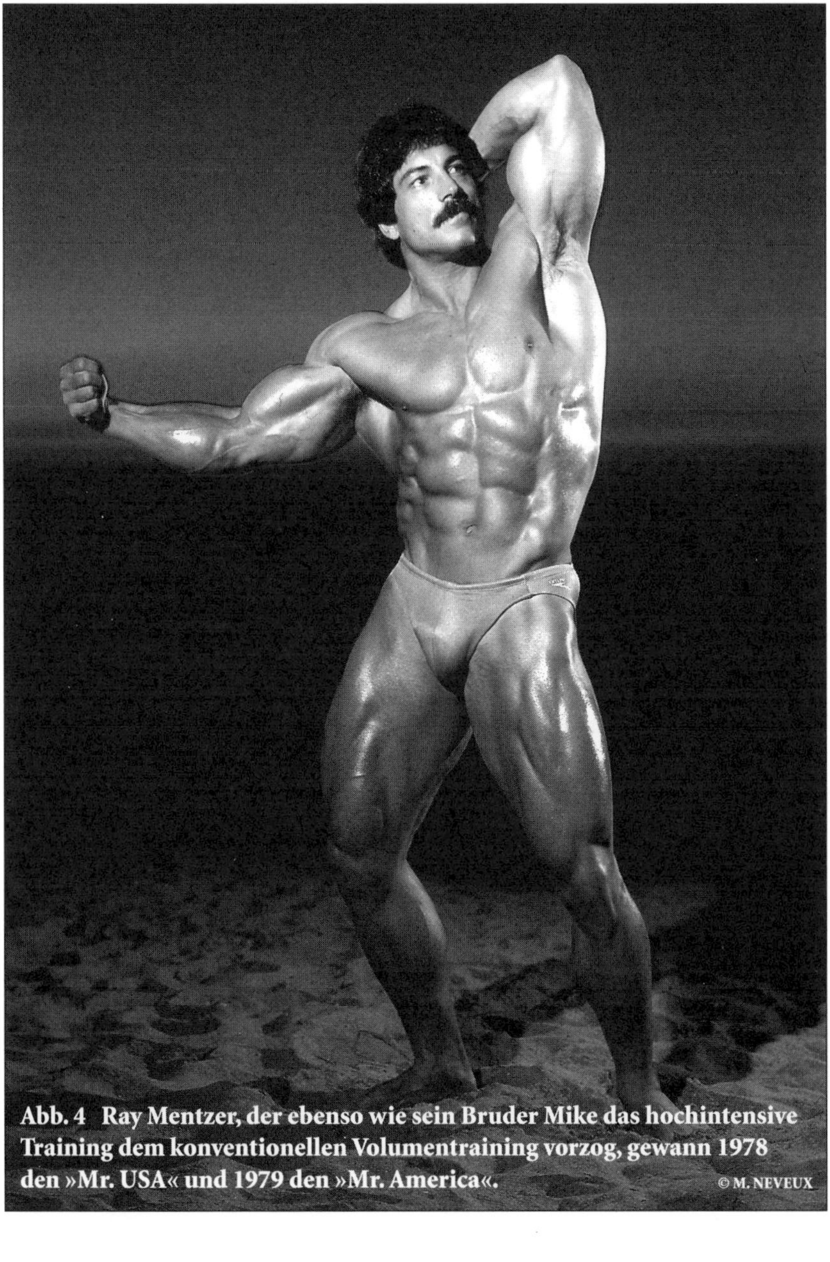

Abb. 4 Ray Mentzer, der ebenso wie sein Bruder Mike das hochintensive Training dem konventionellen Volumentraining vorzog, gewann 1978 den »Mr. USA« und 1979 den »Mr. America«. © M. NEVEUX

neuen Möglichkeiten zur Steigerung von Kraft und Muskelmasse. Ziegler war es auch, der Mentzer auf die Arbeiten von Prof. Dr. Hans Selye, dem »Vater der Stressforschung« hinwies. Selye wurde 1907 in Wien geboren und studierte Medizin an der Deutschen Universität in Prag. Nach weiteren naturwissenschaftlichen Studien in Paris und Rom widmete er sich später ganz der medizinischen Forschung.

1936 hatte Selye eine bahnbrechende Entdeckung in der renommierten Fachzeitschrift *Nature* veröffentlicht [17]. Darin schilderte Selye erstmals, dass die Reaktionen des Organismus auf jede Form von Stress in drei unterschiedlichen Stadien ablaufen, und zwar völlig unabhängig von der jeweiligen Ursache. Mit dieser Entdeckung lieferte Selye die Grundlage der modernen Stressforschung. Während er seine Entdeckung zunächst als ein »Syndrom, hervorgerufen von diversen schädlichen Faktoren« bezeichnete, präzisierte er nach weiteren Studien [18] den Begriff und sprach vom »general adaptation syndrome«, dem »Allgemeinen Adaptationssyndrom« [19]. Seine Bücher *The Stress of Life* [19] und *Stress without Distress* [20] wurden weltweite Bestseller. Allein *Stress without Distress* wurde in 17 Sprachen übersetzt. Auch das deutsche Wort »Stress« geht auf Hans Selye zurück, der anlässlich eines Vortrages in Deutschland feststellte, dass es keinen deutschen Begriff für das von ihm beschriebene Phänomen gab.

Nach diesem bis heute akzeptierten Grundlagenmodell lässt sich die körperliche Reaktion auf Stress in die folgenden drei Stadien einteilen:

1. Stadium: Alarm (Alarmreaktion)
2. Stadium: Resistance (Gegenreaktion)
3. Stadium: Exhaustion (Erschöpfung)

Das Allgemeine Adaptationsmodell nach Selye stimmt in wesentlichen Punkten mit der Theorie der Superkompensation überein. Nur vier Jahre bevor Selye die Grundlagen seines späteren Stressmodells publizierte, erschien das Buch *Wisdom of the Body* von Cannon [21]. Darin wird der Begriff der »Homöostase«, der das Gleichgewicht der Körperfunktionen bezeichnet, in

Abb. 5 Das Allgemeine Adaptationssyndrom, nach Selye [19]

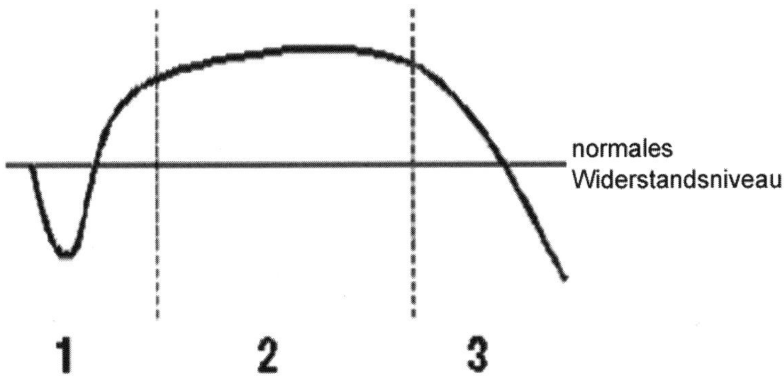

Die drei Stadien des Allgemeinen Adaptationssyndroms und seine Bedeutung für das Muskelaufbautraining. Die waagerechte Linie stellt das normale Widerstandsniveau – ohne Training – dar; daran werden die drei Stadien der Überlastung gemessen:

1. Alarmreaktion
2. Gegenreaktion
3. Erschöpfung

Bezogen auf ein Muskelaufbautraining heißt das: Der akute Trainingsreiz entspricht den im 1. Stadium ablaufenden Prozessen; es kommt zu einem vorübergehenden Muskelabbau. Im 2. Stadium erfolgt die erwünschte Gegenreaktion in Form von Muskelhypertrophie, der Muskel wird stärker und verfügt jetzt über ein höheres Widerstandsniveau. Das 3. Stadium entspricht einem unerwünschten Erschöpfungszustand (Übertraining), gekennzeichnet durch einen Abbau von Muskelsubstanz; das Widerstandsniveau liegt – trotz Training – unter dem Ausgangsniveau.

die Diskussion eingeführt. Nach dieser Theorie ist der Organismus bestrebt, einen ausgewogenen funktionalen Zustand beizubehalten. Auf Faktoren, die diesen Zustand stören, reagiert der Organismus mit einer entsprechenden Anpassungsreaktion, die den ausgewogenen Zustand des Organismus wieder herstellt. Diese Anpassungsreaktion geht jedoch über das Ausgangsniveau hinaus. Deshalb spricht man von »Über-« bzw. »Superkompensation«. Auch wenn inzwischen klar ist, dass die Reaktion des Organismus auf Trainingsreize wesentlich komplexer ausfällt als durch die Superkompensation vermittelt, lieferte diese Theorie erstmals eine greifbare Grundlage zur Trainingsplanung.

Mentzer richtete sein Trainingskonzept vollständig auf die Theorien der Superkompensation und des Allgemeinen Adaptationssystems aus. In seinem *Heavy Duty Journal* zitiert Mentzer den Schlüsselsatz aus Hans Selyes Buch *The Stress of Life*, der ihn schließlich vollkommen von der Richtigkeit der Überlegungen Arthur Jones zum Hochintensitäts-Training überzeugte: »Die Alarmreaktion des Körpers ist direkt proportional zur Intensität der Belastung…« [23], was er auch in späteren Aufsätzen immer wieder betonte [108, 111].

Deshalb wurde es zur Grundlage von Mentzers Konzept, dass stets mit größtmöglicher Intensität zu trainieren sei. Zwar räumte Mentzer ein, dass auch mit weniger als 100% Ausbelastungsintensität ein Muskelwachstum möglich sei; wahrscheinlich falle dies jedoch geringer aus, als wenn mit 100% Intensität trainiert wird. Der zweite und wichtigere Grund für seine Empfehlung, mit maximaler Ausbelastungsintensität zu trainieren, bestand aber darin, dass man einfach nicht weiß, wie hoch der notwendige Mindestprozentsatz an Intensität ist. Die einzigen beiden Prozentwerte, die sich zweifelsfrei zuordnen ließen, seien laut Mentzer 0% und 100%. Wenn keinerlei körperliche Anstrengung zu verzeichnen ist, entspreche dies 0%, während maximale Ausbelastungsintensität mit 100% gleichzusetzen sei [38]. Also, folgerte Mentzer, müsse man in jedem Trainingssatz bis zum Muskelversagen trainieren. Dies stelle auf jeden Fall einen Wachstumsreiz dar [31].

Tab. 5 Mike Mentzers Trainingsprogramm (Frühphase des Heavy Duty)

1. Tag: Brust, Schultern, Trizeps
- Fliegende Bewegungen mit Kurzhanteln und Schrägbankdrücken im Supersatz
- Seitheben
- Seitheben vorgebeugt
- Langhantel-Trizepsdrücken im Liegen oder Trizepsdrücken an der Maschine und Dips im Supersatz

2. Tag: Rücken, Trapezius, Bizeps & Trizeps
- Überzüge und Latziehen mit engem Untergriff im Supersatz
- Langhantelrudern vorgebeugt
- Schulterheben
- Kreuzheben
- Langhantel-Trizepsdrücken im Liegen oder Trizepsdrücken an der Maschine und Dips im Supersatz

3. Tag: Beine & Bauch
- Beinstrecken und Beinpressen oder Kniebeugen im Supersatz
- Beincurls
- Wadenheben
- Situps

Er riet, nur einen Arbeitssatz pro Übung zu absolvieren, und zwar aus zwei Gründen: Zum einen gebe es keine Veranlassung, einen zweiten Satz hinzuzufügen, wenn bereits der erste einen Wachstumsreiz ausgelöst hat. Zum anderen sei ein zweiter Satz nicht nur unnötig, sondern sogar kontraproduktiv, da er eine weitere Anstrengung darstelle, die wertvolle Energie verschwende und das Regenerationsvermögen unnötig beanspruche. Mentzer nannte seine Trainingsmethode »Heavy Duty«, zu übersetzen etwa mit »Schwere Pflicht«.

Ein weiterer Grundpfeiler von Mentzers hochintensivem »Heavy Duty«-Konzept bestand in der Vorermüdung. Diese Methode basiert auf der Annahme, dass große Muskelgruppen wie Brust, Rücken oder Schultern durch Grundübungen allein nicht maximal ausbelastet werden können, weil die kleineren, an der Bewegung ebenfalls beteiligten Muskeln bereits ermüdet sind, bevor die großen Muskeln erschöpfend trainiert werden konnten. So geht man z.B. davon aus, dass die relative Schwäche des Trizeps verhindert, dass die Brustmuskulatur beim Bankdrücken optimal belastet wird. Auf der Grundlage dieser Überlegungen entstand eine Trainingsmethode, bei der jeweils eine »vorermüdende« Isolationsübung mit einer Grundübung kombiniert wird [24]. Bekannt wurde die Methode durch eine entsprechende Veröffentlichung von Dr. Ellington Darden im *Athletic Journal* [25]. Nachdem Dr. Darden 1971 Casey Viators Training in der Vorbereitung auf den »Mr. America«-Wettkampf beobachtet hatte, war der Wissenschaftler aus Florida zu einem überzeugten Vertreter des hochintensiven Trainings geworden.

Auch Mentzer ging davon aus, dass man z.B. die Brustmuskulatur nicht ausbelastend trainieren kann, wenn die Trizepse bereits vorher ermüdungsbedingt versagen. Aus diesem Grund entwarf Mentzer das in Tab. 5 vorgestellte Trainingsprogramm [26]. Zusätzlich betonte Mentzer in seinen Büchern sowie in zahlreichen Aufsätzen, die in einschlägigen Zeitschriften erschienen, immer wieder die Bedeutung einiger Punkte, die in Tab. 6 aufgelistet sind.

Mentzers Ansatz unterschied sich damit in wesentlichen Punkten von Jones' HIT. Im Gegensatz zu Jones glaubte Mentzer nicht, dass man den ganzen Körper effektiv in nur einer Trainingseinheit trainieren könne. Bei einem Training bis zum Punkt des momentanen Muskelversagens sei man nach dem Training von einer oder zwei der großen Muskelgruppen, z.B. Brust und Rücken, zu erschöpft, um noch die Beinmuskulatur mit der erforderlichen Intensität trainieren zu können. Aus diesem Grund riet Mentzer zu Splitprogrammen, die Jones noch strikt abgelehnt hatte.

Mentzer sprach sich auch dagegen aus, ein Ganzkörpertraining, wie von Jones vorgeschlagen, an drei Tagen pro Woche auszuführen, da er ein drei-

Tab. 6 Mike Mentzers Empfehlungen für das ursprüngliche Heavy Duty

Von jeder Übung ist nur ein hochintensiver Satz auszuführen.

Die Übungen sind so auszuführen, dass die Muskeln in ihrer stärksten biomechanischen Position kontrahieren. Deshalb sollen Klimmzüge und Latziehen stets mit supiniertem Griff, also im Untergriff trainiert werden, weil die Armbeuger in dieser Position mehr Kraft entfalten können als im Obergriff.

Zwischen den beiden Teilen der Supersätze sollte keine Pause entstehen, sondern unmittelbar von einer Übung zur anderen gewechselt werden.

Das Aufwärmprogramm sollte kurz ausfallen, da ein zu hohes Trainingsvolumen – die Aufwärmsätze zählen ebenfalls – sich negativ auf Trainingsintensität und Regeneration auswirken kann.

Alle Sätze sind gleichmäßig und kontrolliert, in korrekter Form auszuführen. In der voll kontrahierten Position sollte kurz innegehalten und das Gewicht dann langsam und kontrolliert wieder abgesenkt werden.

Die Gewichte sind so zu wählen, dass damit sechs bis zehn saubere Wiederholungen möglich sind. Wenn man mehr als zwölf Wiederholungen schafft, ist das Gewicht entsprechend zu erhöhen.

Intensivwiederholungen und negative Wiederholungen können die Trainingsintensität steigern, sollten aber wegen der Gefahr des Übertrainings nur sporadisch eingesetzt werden.

Man sollte stets versuchen, die Kraftwerte zu verbessern. Aus diesem Grund sollten alle Leistungen in ein Trainingstagebuch eingetragen werden.

Auf ausreichende Regeneration zwischen den Trainingseinheiten ist zu achten. Zwischen zwei Trainingstagen sollte mindestens ein trainingsfreier Tag liegen.

maliges Training für jede Muskelgruppe innerhalb einer Woche für zu häufig hielt. Neuere Studien geben ihm dabei Recht, wie später noch ausführlich diskutiert wird. Auch Casey Viator sagte in Bezug auf das Colorado-Experiment rückblickend, dass ein solches Programm nur für eine kurze Zeit durchgehalten werden kann. Für längere HIT-Phasen riet er dazu, ein Splitprogramm zu absolvieren, bei dem jeweils nur zwei Muskelgruppen in einer Trainingseinheit belastet werden [11].

Eine entscheidende Weiterentwicklung des HIT durch Mentzer bestand darin, dass er im Gegensatz zu den frühen Konzepten von Jones die relative Schwäche der kleineren Muskeln bei den Grundübungen berücksichtigte. Deshalb betonte Mentzer immer wieder, wie wichtig es sei, die großen Muskeln vorzuermüden. Die Vorermüdung war in den 1970ern zunächst eine Art »Geheimtipp« unter hochintensiv trainierenden Bodybuildern. Erst als HIT-Befürworter Dr. Ellington Darden 1983 diese Intensitätstechnik in der Fachzeitschrift *Athletic Journal* ausführlich erläutert hatte [25], wurde die Vorermüdung zu einer der am meisten genutzten Intensitätstechniken. Aus heutiger Sicht lässt sich festhalten, dass Mentzer das Problem der »weak links«, also der relativen Schwäche der kleineren Muskeln, richtig erkannt hat und ihre Umgehung zu Recht als entscheidend ansah. Warum die von ihm favorisierte Vorermüdung aus heutiger Sicht nicht mehr die beste Lösung für dieses Problem darstellt und welche praktischen Konsequenzen für das HIT daraus zu ziehen sind, wird in Kapitel 2 ausführlich erläutert.

Mentzers Erfolg machte das HIT für viele Bodybuilder interessant. Auch Arthur Jones profitierte von Mentzers Popularität, da Mentzer keinen Hehl daraus machte, dass Nautilus-Besitzer Jones es war, der ihn mit dem HIT in Kontakt gebracht hatte. In mehreren Artikeln lobte Mentzer Jones' Nautilus-Trainingsmaschinen und in seinem Buch *Heavy Duty* bezeichnete er jene Maschinen als »besser als freie Gewichte«. Er beschrieb ihre Vorteile auf mehreren Seiten [16], was den Verkaufszahlen der Firma Nautilus wohl durchaus förderlich war. In einer aktualisierten Neuauflage des Buches *Pumping Iron* halten die Autoren Charles Gaines und George Butler 1984 fest, wie das

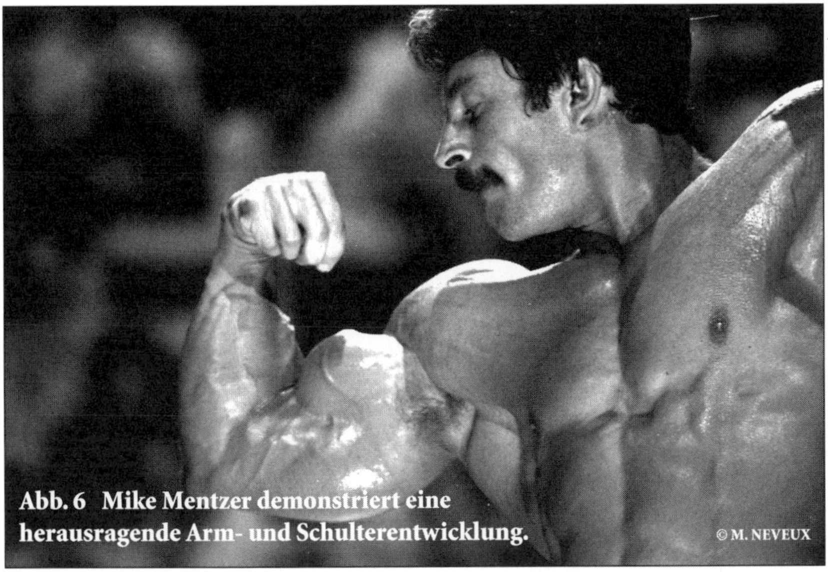

Abb. 6 Mike Mentzer demonstriert eine herausragende Arm- und Schulterentwicklung. © M. NEVEUX

Bodybuilding sich seit ihren ersten Recherchen zu Anfang der 1970er Jahre verändert hatte. Als Beispiele für die inzwischen massenhafte Verbreitung des Bodybuildings nennen sie die Auflage der Zeitschrift *Muscle Builder*, die von 80.000 im Jahr 1972 auf 350.000 im Jahr 1980 gestiegen sei. Die Firma Weider habe ihren Geschäftsumfang mit Verlagsprodukten und Nahrungsergänzungen im gleichen Zeitraum um 600 % gesteigert. Als weiteres Beispiel führen Gaines und Butler die Firma Nautilus an, »den größten Trainingsmaschinen-Hersteller der Welt: Sein Umsatz hat sich seit 1972 jedes Jahr verdoppelt, und Nautilus-Einrichtungen vermehren sich landesweit mit einer Rate von zwölf bis fünfzehn Installationen *pro Woche*.« [29]

Trotz dieser beeindruckenden Erfolge war das HIT zu jener Zeit umstritten. So bekannten sich neben Mike Mentzer, seinem Bruder Ray Mentzer und Casey Viator nur wenige prominente Bodybuilder zu diesem Trainingssystem. Die Gründe dafür waren offensichtlich: Das HIT stand im Widerspruch zur damals vorherrschenden Trainingsideologie, den sog. Weider

Prinzipien und damit auch gegen den größten Teil der Fitness-Industrie, die sich seit *Pumping Iron* zu einem Millionengeschäft entwickelt hatte. Obwohl Mentzer zeitweise für den Verleger und Fitness-Unternehmer Joe Weider arbeitete und Aufsätze für Weiders Zeitschriften verfasste, machte Mentzer auch in diesen Aufsätzen keinen Hehl daraus, dass er das HIT für die überlegene Trainingsform hielt. Als Beleg verwies Mentzer stets auf die Ergebnisse des Colorado-Experiments und verglich dessen Erfolg mit Schwarzeneggers Aufbauphase für den »Mr. Olympia« 1975, nachdem er wegen einer Filmrolle zuvor seine Muskelmasse reduziert hatte:

»Die Effektivität beider Trainingsmethoden lässt sich daher am besten miteinander vergleichen, wenn man die erzielten Ergebnisse von Athleten mit gleich günstigen Erbanlagen aus jedem Lager untersucht. Am 1. Mai 1973 begann Casey Viator mit einem Experiment, das an der Colorado State University in Fort Collins durchgeführt wurde. Mit diesem Experiment wollte man feststellen, wie viel Muskeln er innerhalb eines Monats durch hochintensives Training aufbauen würde. Casey trainierte nur dreimal wöchentlich, wobei jede Trainingseinheit maximal 30 Minuten dauerte. Da das Experiment einen Monat dauerte, trainierte Casey folglich 12mal, insgesamt also nur sechs Stunden. Als Ergebnis zeigte sich, daß Casey von 75 kg wieder auf sein früheres Höchstgewicht von 96 kg in Topform kam. … Vergleichen wir nun Caseys Leistung mit dem, was Arnold Schwarzenegger für den ›Mr. Olympia‹ 1975 an Vorbereitung investierte. … Als Ergebnis dieses Trainings, das insgesamt 288 Stunden umfasste, legte Arnold ungefähr 11 kg an Muskelmasse zu, kam also bei einem Startgewicht von 91 kg auf 102 kg. Interessanterweise gelang es Arnold nicht, im Zeitraum von vier Monaten sein früheres Bestgewicht von 108 kg zu erreichen.« [30]

Dass Mentzer die Trainingsweise des erfolgreichsten Bodybuilders aller Zeiten als unterlegen und sein eigenes Konzept als überlegen darstellte, hatte eine nicht ganz unproblematische »Nebenwirkung«. Die Kritik an Schwarzeneggers Trainingsmethoden fiel zwangsläufig auch auf Joe Weider zurück, den Mann hinter den Weider Publications und »Trainer of Champions«, wie er sich selbst in seinen Zeitschriften bezeichnete [27]. Man kann nur vermuten, dass dies die Zusammenarbeit zwischen dem HIT-Befürworter Mentzer und seinem Herausgeber nicht einfacher gemacht hat. Allerdings ist die Annahme nicht von der Hand zu weisen, die Kontroverse um Volumentraining oder HIT sei in den Bodybuilding-Magazinen bewußt geführt worden, um die Auflage zu steigern, wie man es auch von anderen Printmedien kennt. Alle Beteiligten hätten davon profitiert: Der Herausgeber durch einen besseren Absatz seiner Magazine und die Verfechter der einen und der anderen Seite durch die gesteigerte öffentliche Aufmerksamkeit, die ihrer Trainingsphilosophie zuteil wurde. Dem Bekanntheitsgrad Mentzers und seiner Theorien hat die öffentliche Auseinandersetzung jedenfalls nicht geschadet.

Von der Mitte der 1970er Jahre an machte Mentzer dann mit den Resultaten des von ihm propagierten HIT Furore auf der Wettkampfbühne. Er gewann nicht nur den »Mr. America«-Wettkampf 1976, sondern auch den »Mr. Universe« 1978 sowie eine Reihe von Profi-Wettkämpfen. Nur drei Monate nach dem »Mr. Universe«-Gewinn nahm er an seiner ersten Profi-Meisterschaft teil, dem »Southern Professional Cup« in Florida, den er auf Anhieb gewann. Einige Wochen später wurde er Zweiter beim »Pittsburgh Invitational Cup« und Dritter bei der »Night of the Champions« in New York.

Mit seinen Siegen beim »Mr. America« und »Mr. Universe« hatte Mentzer sich einen Jugendtraum erfüllt: 1965 wurde Mentzer Zeuge der ersten »Mr. Olympia«-Wahl, bei der sich Larry Scott in überzeugender Weise den ersten seiner beiden »Mr. Olympia«-Titel sicherte. Dem damals 14jährigen Mike Mentzer gelang es nach dem Wettkampf, eine Absperrung zu überwinden und über eine Feuerleiter in den Bereich hinter der Bühne zu gelangen. Dort sah er die Wettkämpfer aus nächster Nähe und begleitete sie aus der Brooklyn Academy of Music heraus, wo der »Mr. Olympia«-Wettkampf stattgefunden hatte. Als die Gruppe, darunter Mentzer, das Gebäude verließ, wurden sie umringt von begeisterten Fans. Später sagte Mentzer über dieses Erlebnis: »Der ›Mr. Olympia‹ 1965 war für mich eine beinahe religiöse Erfahrung.« [35] In einem Interview sagte er später, an jenem Abend sei er nach Hause gekommen, habe die neueste Ausgabe der Zeitschrift *Muscle Builder* in die Hand genommen und auf die Titelseite folgende Ziele notiert: »Mike Mentzer: Mr. America 1972. Mike Mentzer: Mr. Universe 1974. Mike Mentzer: Mr. Olympia 1976.« [35]

Nachdem Mentzer Ende der 1970er Jahre höchst erfolgreich bei mehreren Profi-Wettkämpfen abschnitt, fehlte ihm nur noch einer der drei vorausgesagten Titel, der des »Mr. Olympia«. Und seine Aussichten auf den Gewinn dieses wichtigsten Titels im professionellen Bodybuilding standen ausgezeichnet: Beim »Mr. Olympia« 1979 hatte Mentzer bereits die Gewichtsklasse über 200 US-Pfund gewonnen und musste sich im Stechen um den Gesamtsieg lediglich Frank Zane, dem Gewinner der Klasse unter 200 US-Pfund, geschlagen geben.

Obgleich es Mentzer nicht gelang, den Sieg beim »Mr. Olympia« auf Anhieb zu erringen, erregte die Tatsache, dass er bei seiner ersten Teilnahme seine Gewichtsklasse ungefährdet gewinnen und mit dem amtierenden »Mr. Olympia« im Stechen um den Gesamtsieg durchaus mithalten konnte, fast ebenso viel Aufsehen wie seine perfekte Bewertung beim »Mr. Universe« ein Jahr zuvor. Dieser Erfolg motivierte Mentzer derart, dass er gleich nach dem Wettkampf mit der Vorbereitung für das nächste Jahr begann.

Nach einem weiteren Jahr HIT und voller Konzentration auf den »Mr. Olympia«-Wettkampf 1980 gelang es Mentzer, sein Körpergewicht noch einmal von 209 auf 225 US-Pfund zu steigern und gleichzeitig seine Definition derart zu verbessern, dass der Kraftsport-Journalist und ehemalige Profi-Bodybuilder Rick Wayne Mentzers Form so beschrieb: »Seine Bauchmuskeln traten unter seiner kalifornischen Bräune hervor wie die Auskerbungen im Brustpanzer eines römischen Centurios…« [36] Laut *Flex*-Redakteur Peter McGough setzte Mentzers damalige Form einen völlig neuen Maßstab für Muskelqualität, was ihn zum Favoriten für die »Mr. Olympia«-Wahl 1980 machte [35]. Mit dieser Einschätzung stand er offenbar nicht allein. Rick Wayne berichtet von einem Zusammentreffen zahlreicher Bodybuilder und Insider anlässlich der »Ms. Olympia«-Wahl wenige Monate vorher. In den

Tab. 7 Mike Mentzers Wettkampferfolge

Jahr	Verband	Veranstaltung	Platzierung
1971	AAU	Mr. America	10. Medium*
	AAU	Teen Mr. America	2. Medium
1975	IFBB	Mr. America	3. Medium
	NABBA	Mr. USA	2. Medium
1976	IFBB	Mr. America	1.**
	IFBB	Mr. Universe	2. Mittelgewicht***
1977	IFBB	North American Championships	1.
	IFBB	Mr. Universe	2. Schwergewicht****
1978	IFBB	USA vs. the World	2. Schwergewicht
	IFBB	World Amateur Championships	1. Schwergewicht
1979	IFBB	Canada Pro Cup	2.
	IFBB	Florida Pro Invitational	1.
	IFBB	Night of the Champions	3.
	IFBB	Mr. Olympia	1. Schwergewicht
	IFBB	Pittsburgh Pro Invitational	2.
	IFBB	Southern Pro Cup	1.
1980	IFBB	Mr. Olympia	5.

* Platzierung in der Klasse der mittelgroßen Athleten (medium height class)
** Wenn nicht näher bezeichnet, die Platzierung in der Gesamtwertung
*** Platzierung in der Mittelgewichts-Klasse (middle weight class)
**** Platzierung in der Schwergewichts-Klasse (heavy height class)

Gesprächen dort habe sich gezeigt, dass »nur wenige nicht damit rechneten«, dass Mentzer in jenem Jahr gewinnen würde [37]. Ebenso beeindruckt von Mentzer war Bill Dobbins, der für *Muscle & Fitness* über den Wettbewerb berichtete. Dobbins schrieb, er habe Mentzer getroffen und dieser sei »massig wie ein Haus« gewesen [39]. Mentzers Aufstieg wurde in Fachkreisen überall auf der Welt beachtet, so auch in Deutschland. Die *Sportrevue* hatte Mike Mentzer in ihrer Juni-Ausgabe 1980 auf der Titelseite [112].

Doch Mentzers Popularität war nicht nur in seiner herausragenden körperlichen Form begründet, die ihn als Favoriten in die »Mr. Olympia«-Wahl gehen ließ. Seine Theorie des hochintensiven Trainings und seine intellektuellen Fähigkeiten hatten ihm zu enormer Bekanntheit verholfen. Man kann behaupten, dass er auf dem besten Weg war, jene Lücke zu füllen, die nach dem Rücktritt Schwarzeneggers vom aktiven Wettkampfsport 1975 entstanden war. Das folgende Zitat von Peter McGough in der *Flex* verdeutlicht dies: »Anerkannt als der intelligenteste Praktiker dieses Sports hatte er eine riesige und treue Anhängerschaft. Als die 1980er Jahre anbrachen erschien es möglich, dass Mikes Popularität einmal die des großen Arnold Schwarzenegger übertreffen könnte…« [35]

1.7 »Mr. Olympia« 1980 – der Wendepunkt

Der »Mr. Olympia«-Wettkampf 1980 in Sydney, Australien, sollte tatsächlich in die Geschichte eingehen, jedoch aus anderen Gründen, als alle Anwesenden erwartet hatten. Neben dem Favoriten Mike Mentzer wurden auch der dreimalige und amtierende »Mr. Olympia« Frank Zane sowie Tom Platz hoch gehandelt. Auch Boyer Coe, Chris Dickerson, Samir Bannout, Danny Padilla, Roy Callender und Albert Beckles wurden Chancen auf eine gute Platzierung eingeräumt [40].

Die meisten von ihnen trainierten in Venice, Kalifornien. Dort trainierte zu jener Zeit auch Arnold Schwarzenegger, und zwar um sich auf die Titelrolle im Film »Conan« vorzubereiten, so sagte er zumindest. Als die »Mr. Olympia«-Wahl in Sydney anstand, machten sich die Wettkämpfer auf den Weg nach Australien. Dass auch Schwarzenegger an Bord des Fluges nach Sydney war, schien völlig unverdächtig. Es hieß, er habe das Angebot angenommen, den Wettkampf für den amerikanischen Fernsehsender CBS zu kommentieren.

Der wahre Grund für Schwarzeneggers Anwesenheit wurde erst klar »in Sydney in der Umkleidekabine, als Schwarzenegger eine Badehose anzieht und eine Startnummer zieht.« [28] Der Mann, der die »Mr. Olympia«-Wahl von 1970 bis 1975 gewonnen und von 1976 bis 1979 als Veranstalter ausgerichtet hatte, stand 1980 erneut als Wettkämpfer auf der Bühne. Obwohl die Statuten der International Federation of Bodybuilders (IFBB) eigentlich vorsahen, dass Wettkampfteilnehmer sich bis spätestens einen Monat vor dem Wettbewerb anmelden müssen, um teilnehmen zu können, änderte man das Reglement dahingehend, dass ein früherer »Mr. Olympia« jederzeit teilnehmen könne. Damit stand dem Comeback Schwarzeneggers nichts mehr im Wege. Der Ausgang des Wettkampfs ist bekannt. Arnold Schwarzenegger gewann den »Mr. Olympia« zum siebten Mal. Mike Mentzer wurde von den Kampfrichtern auf den fünften Platz gesetzt. Als das Ergebnis bekannt gegeben wurde, kam es zu tumultartigen Szenen. Die Zuschauer buhten so laut und so lange, dass Schwarzenegger seine Dankesrede nach der Siegerehrung nicht beenden konnte [40].

Bereits am Morgen jenes Tages war es fast zu einer handgreiflichen Auseinandersetzung zwischen Mentzer und Schwarzenegger gekommen. Während des sog. athlete's meetings, bei dem der Ablauf des bevorstehenden Wettkampfs besprochen wird, wurde beantragt, die bis dahin gültige Unterteilung in zwei Gewichtsklassen abzuschaffen und durch eine offene Klasse zu ersetzen, bei der der Punktbeste den Wettkampf gewinnt. Von den 16 Athleten stimmten 15 dafür, lediglich Schwarzenegger stimmte dagegen [35]. »Ein Streit entbrannte, in dem Schwarzenegger Mentzers Freund, den Bodybuilder Boyer Coe, als ›kleines Baby‹ bezeichnete und schließlich Mentzer anging: ›Mike Mentzer, wir alle wissen, dass du einen fetten Bauch hast‹! Da ging Mentzer auf Schwarzenegger los, erinnerte sich Coe, stürmte sieben Meter durch den Raum, eine Rauferei brach aus unter den stärksten Männern der Welt.« [28] Nachdem andere Anwesende interveniert hatten, beruhigte sich die Situation wieder. Schwarzenegger zog seinen Einspruch zurück und die Unterteilung in zwei Gewichtsklassen wurde abgeschafft.

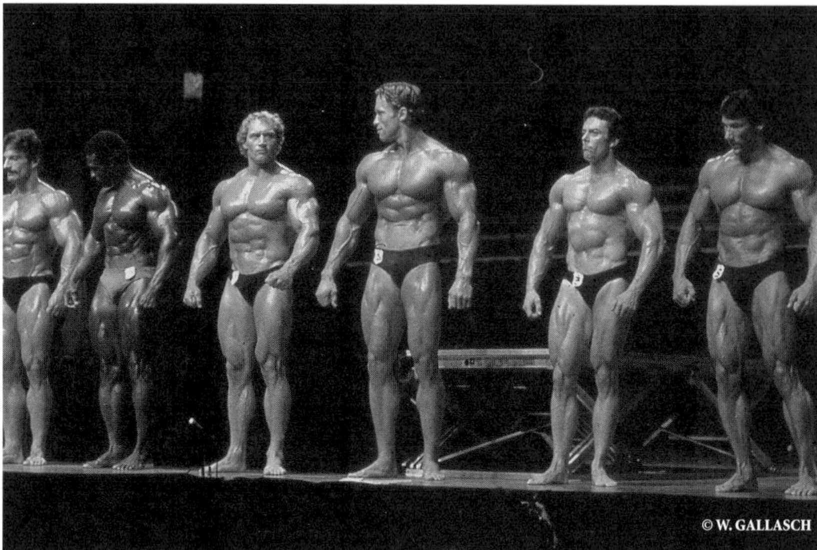

Abb. 7 Ein Ausschnitt aus dem Line-Up beim »Mr. Olympia« 1980 in Sydney zeigt eine Phalanx starker Athleten (von links nach rechts): Mike Mentzer, Roy Callendar, Roger Walker, Arnold Schwarzenegger, Roy Duval und Boyer Coe.

Doch die Stimmung während des Wettkampfs blieb gespannt. In seiner *Enzyklopädie des modernen Bodybuildings* führt Schwarzenegger eine Situation aus diesem Wettkampf als Beispiel für »sanfte psychologische Kriegsführung« an [43]. Darin beschreibt er eine Situation, in der er Frank Zane während des Posens einen Witz erzählt, woraufhin dieser lachen muss und kurz die für das Posen erforderliche Körperspannung verliert.

Der Ausgang des Wettkampfs rief ausgesprochen kontroverse Bewertungen hervor. Während viele Zuschauer fanden, Schwarzenegger sei zwar deutlich schwächer als bei seinen früheren Siegen gewesen, doch selbst in dieser Form noch wesentlich besser als die anderen Wettkämpfer auf der Bühne und habe daher verdient gewonnen, unterstellten andere eine bewusste oder

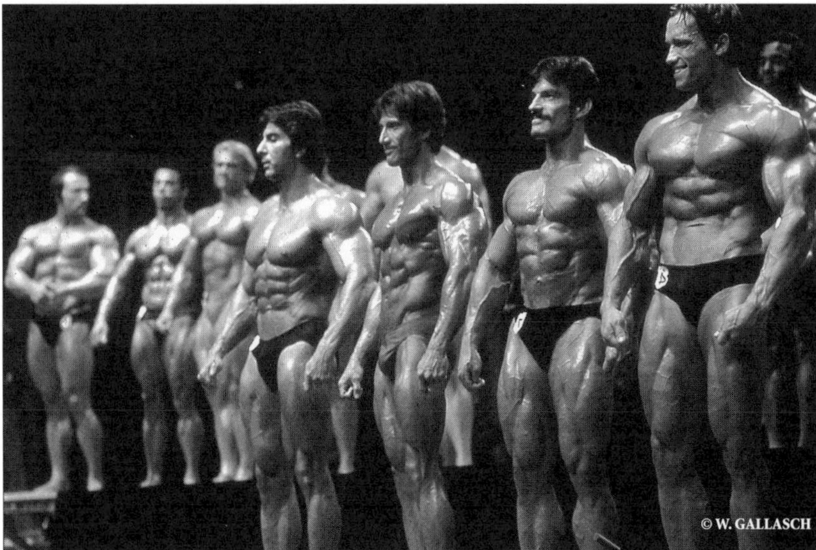

Abb. 8 »Mr. Olympia« in Sydney 1980; angetreten zum Vergleich (von rechts): Arnold Schwarzenegger, Mike Mentzer, Frank Zane, Dennis Tinnerino. Im Hintergrund Roger Walker, Chris Dickerson und Casey Viator.

unbewusste Begünstigung Schwarzeneggers durch einige der Kampfrichter. George Butler beschreibt die Kontroverse um den Ausgang dieser Meisterschaft in *Pumping Iron* mit den folgenden Worten: »Es war kein einfacher Sieg. Er verursachte damals und noch Monate danach einen unglaublichen Aufruhr … Er führte zu einer neuen Regelung der internationalen Bewertungsrichtlinien, einem Fast-Faustkampf zwischen Arnold und Mike Mentzer … und was am meisten verwirrt: Er führte dazu, dass Arnold, der für den größten Teil der Welt die Verkörperung des Bodybuildings darstellt, vom Publikum in Sydney ausgebuht wurde, das erste Mal in seiner Karriere … Warum die ganze Aufregung, werden Sie vielleicht fragen? Schließlich haben sie gegen Arnold verloren, und das ist doch nichts Ungewöhnliches. Nun zum einen deshalb, weil außer den Kampfrichtern und Franco Columbo und Arnold selbst nur sehr wenige Leute fanden, daß Arnold in ausreichend guter Form war, um zu gewinnen.« [41].

In seinem Buch *Muscle Wars* zitiert Rick Wayne, was ihm ein Kollege vor dem »Mr. Olympia« 1980 anvertraute: »Arnold sieht Mentzer als einen Emporkömmling, eine Person, die durch eine formidable Körperentwicklung und einen überragenden Intellekt plötzlich Bedeutung und Wohlstand im Sport erlangt hat. Arnold sieht Mentzer als eine Bedrohung für seine erhabene Position … Die Bedrohung könnte sehr real werden, da Mentzer in seinen Seminaren oft auf die Unzulänglichkeiten in genau den Trainingsmethoden hinwies, die Arnold an die Spitze katapultiert hatten.« [37] In der US-Zeitschrift *Muscle & Fitness* vom Februar 1981 konnte man in einem Wettkampfbericht über die Wahl zum »Mr. Olympia« 1980 lesen: »Der amtierende ›Mr. Olympia‹ Frank Zane fragte Arnold, warum er ins Wettkampfgeschehen zurück gekommen war und er antwortete ›um Mentzer und Boyer Coe eine Lektion zu erteilen; um ihnen zu zeigen, dass sie nicht damit davon kommen, mich und meine Trainingsmethoden zu kritisieren‹ …«

Die Ergebnisse der »Mr. Olympia«-Wahl von 1980 werden selbst heute noch leidenschaftlich diskutiert. Zahlreiche Beobachter waren der Ansicht, Mentzer hätte gewinnen müssen. Es gab aber auch Stimmen, die anderer Auffassung waren und Schwarzenegger für den verdienten Sieger hielten. Wieder andere forderten eine höhere Platzierung für Zane, Dickerson oder einen anderen der Wettkämpfer. Es war ohne Frage der umstrittenste »Mr. Olympia«-Wettkampf, den es bis dahin gegeben hatte. Neben Mentzer hatten sich natürlich auch andere Athleten eine realistische Chance auf den Sieg ausgerechnet. Der Newcomer Tom Platz schockierte alle Anwesenden mit seiner unglaublichen Beinentwicklung, Boyer Coe brachte seine Bestform, ebenso wie Chris Dickerson, der 1982 den »Mr. Olympia« gewann. Casey Viator erschien massig, wie gewohnt. Der amtierende »Mr. Olympia« Frank Zane, der die »Mr. Olympia-Wahl« seit 1977 dominiert hatte, setzte neue Maßstäbe in Bezug auf Symmetrie und Definition.

Tab. 8 Die Platzierungen beim »Mr. Olympia« 1980

1. Arnold Schwarzenegger	9. Tom Platz
2. Chris Dickerson	10. Danny Padilla
3. Frank Zane	11. Ed Corney
4. Boyer Coe	12. Tony Emmott
5. Mike Mentzer	13. Roy Duval
6. Roger Walker	14. Casey Viator
7. Roy Callendar	15. Samir Bannout
8. Dennis Tinnerino	16. Ken Waller

Sie alle wurden von Arnold Schwarzenegger geschlagen, der seit zehn Jahren keinen Wettkampf mehr verloren hatte, mehr »Mr. Olympias« gewonnen hatte als irgendjemand zuvor und 1975 zurückgetreten war, weil – wie er sagte – es »zu leicht« für ihn wurde, Wettkämpfe zu gewinnen. Auch wenn Schwarzenegger selbst einräumte, beim »Mr. Olympia« von 1980 nicht die Form seiner früheren souveränen Siege gehabt zu haben, so gelang es ihm wohl auch aufgrund seiner vielen Wettkampferfolge und seines Charismas, sich selbst in nicht optimaler Form auf der Bühne als der sichere Sieger zu präsentieren. Augenzeugen von Schwarzeneggers Auftritt in Sydney berichteten, ihnen sei erst später beim Betrachten der Wettkampffotos bewusst geworden, wie knapp der Ausgang des Wettkampfs war.

Es wird sich nie abschließend klären lassen, wie der Ausgang dieses denkwürdigen Wettkampfes zu bewerten ist. Bei Sportarten, bei denen die Leistungen der Athleten durch die Eindrücke der Kampfrichter eingestuft werden, ist eine völlig objektive Bewertung ohnehin nicht möglich, da die Einstufung anhand von Bewertungskriterien wie »Symmetrie«, »Muskeldefinition« etc. zwangsläufig an die subjektive Wahrnehmung der beurteilenden Personen gebunden ist.

Mentzer sah seine Niederlage beim »Mr. Olympia« 1980 keinesfalls als Zufall an, sondern war davon überzeugt, dass seine Kritik an den vorherrschenden Methoden ihn zur Zielscheibe einer Intrige gemacht habe. Laut *Pumping Iron* soll er unmittelbar nach der Bekanntgabe des Ergebnisses gesagt haben: »Ich sage Ihnen, irgendjemand da draußen wollte mich ein für allemal fertigmachen.« [49]

Der denkwürdige Wettkampf hatte noch weitere Folgen: Mehrere der Teilnehmer kündigten ihren Rückzug aus dem Wettkampf-Bodybuilding an, machten schließlich aber dennoch weiter. Für zwei Teilnehmer war es aber tatsächlich der letzte Wettkampf, den sie je bestritten: Arnold Schwarzenegger und Mike Mentzer. Schwarzenegger trat nach seinem Sieg endgültig vom aktiven Wettkampfsport zurück, veranstaltete aber weiterhin Wettkämpfe (mehrere »Mr. Olympia«-Wahlen sowie seit 1989 regelmäßig die »Arnold-Classic«). Sein weiterer Werdegang zum Filmstar und Politiker ist hinreichend bekannt.

Für Mike Mentzer hingegen stellte die Niederlage von Sydney einen Rückschlag dar, den er nie vollständig überwinden konnte. Als einer der gefragtesten Bodybuilder dieser Zeit gab er damals zahlreiche Seminare, in denen er über HIT und ausgewogene Ernährung referierte. Nach der Niederlage gegen Schwarzenegger klagte er in seinen Vorträgen immer wieder darüber, wie sehr ihn das Bodybuilding-Establishment hintergangen habe. Um seinen Standpunkt zu untermauern, zeigte er Dia-Vorführungen mit Bildern des Wettkampfs und wies immer wieder darauf hin, dass nicht nur der Veranstalter der »Mr. Olympia«-Wahl 1980, sondern auch fünf der neun Kampfrichter enge Freunde Schwarzeneggers gewesen seien. Das Ergebnis des Wettkampfs sei definitiv abgesprochen gewesen. Als vermeintlichen Beleg für seine Einschätzung nannte er die Tatsache, dass der Fernsehsender CBS eine Filmcrew um die halbe Welt geschickt, den dort verfassten Bericht aber nie ausgestrahlt habe. Diese Vorwürfe wiederholte Mentzer noch vor wenigen Jahren in einem Interview [42]. Sein Lamentieren über den vermeintlichen Betrug des Bodybuilding-Establishments an ihm führte dazu, dass er die Weider Publications verließ und 1982 praktisch ohne Einkommen dastand [35]. Drogenprobleme verschlimmerten seine Situation; mehrere Aufenthalte in psychiatrischen Kliniken folgten.

Die Lebenswege der beiden Männer, die 1980 noch nebeneinander auf der Wettkampfbühne standen, jeder überzeugt, dem anderen Paroli bieten zu können, entwickelten sich in den Jahren nach dem Wettkampf in einer Weise, wie sie unterschiedlicher nicht hätte sein können. Der Eine von ihnen stieg auf zum bestbezahlten Schauspieler Hollywoods und Präsidentenberater für Fitnessfragen, während der Andere mit persönlichen Problemen kämpfte und aus der Wahrnehmung der Öffentlichkeit völlig verschwunden war. Für die Frage nach der besten Trainingsmethode im Bodybuilding waren diese unterschiedlichen Entwicklungen prägend.

Die Frage, ob das HIT genauso wirkungsvoll sein konnte wie das Volumentraining oder sogar besser, wurde sehr stark personalisiert. Das persönliche Scheitern Mentzers wurde daher auch als ein Scheitern des HIT-Systems interpretiert. Als Mentzer nach seiner Niederlage nicht mehr für die Fachzeitschriften schrieb, war das HIT schnell aus der öffentlichen Wahrnehmung verschwunden. Schwarzenegger und das Volumentraining hingegen erlangten einen weltweiten Bekanntheitsgrad. Schwarzenegger dokumentierte seine Muskelentwicklung, die er durch hochvolumiges Training erzielte in mehreren Büchern, dem Film *Pumping Iron*, sowie seinen zahlreichen Hollywood-Filmen. Allein sein Buch *Arnold, Education of a Bodybuilder* hielt sich 1983 mehrere Monate auf der Bestsellerliste der New York Times [35]. Auch darin beschreibt und empfiehlt er sein Volumentraining. Die Trainingsmethodik des Bodybuildings wird in den folgenden Jahren praktisch gleichgesetzt mit dem Volumentraining. Da das HIT zu jener Zeit keine nennenswerte Verbreitung hatte, wird es auch in der einschlägigen Literatur gar nicht oder nur am Rande erwähnt [44-47].

Dass beim Vergleich der beiden unterschiedlichen Trainingsmethoden HIT und Volumentraining häufig auf den Erfolg des prominentesten Vertreters der jeweiligen Methode verwiesen wurde, hatte Mentzer stets kritisiert.

Er führte mehrfach aus, dass das hochvolumige Training zwar für den Erfolg Schwarzeneggers verantwortlich war, aber ebenso für den Misserfolg von Millionen anderer Athleten, die mit dieser Methode keine zufriedenstellenden Erfolge erzielten. Allerdings darf nicht vergessen werden, dass es Mentzer selbst gewesen ist, der zu diesem Vergleich eingeladen hatte, da er – wie zuvor bereits erwähnt – mehrfach die Resultate des Colorado-Experiments mit denen von Schwarzeneggers Vorbereitung auf den »Mr. Olympia« 1975 verglichen und das HIT als dem hochvolumigen Training überlegen bezeichnet hatte. Schwarzenegger hatte diese Kritik offensichtlich nicht gefallen und, wie zuvor schon erwähnt, gibt es Anhaltspunkte dafür, dass dies einer der Gründe für sein überraschendes Comeback 1980 gewesen sein könnte.

Während man die Frage nach der »richtigen« Trainingsmethodik vielleicht als intellektuelle Debatte oder gar als eine Frage der Eitelkeit abtun könnte, gefährdete ein anderer Aspekt der Auseinandersetzung ein Millionengeschäft: Mentzer vertrat nämlich die Auffassung, die vorherrschende Maxime »je mehr, desto besser«, sei nicht nur falsch in Bezug auf das Trainingsvolumen, sondern auch, was die Ernährung betrifft. Mentzer rechnete vor, dass selbst ein Muskelzuwachs von mehreren Kilogramm pro Jahr nur einer Gewichtszunahme von wenigen Gramm pro Tag entspricht. So seien dafür nur wenige zusätzliche Kilokalorien pro Tag nötig: »Nehmen wir einmal den hypothetischen Fall an, Sie haben die erforderliche genetische Voraussetzung, trainieren während des nächsten Jahres auf die richtige Art und Weise und nehmen demzufolge 5 kg an Muskelmasse zu. Dies entspricht dann einem Muskelzuwachs von ca. 14 g pro Tag. Wieviel Nahrung Sie genau benötigen würden, damit von der Ernährungsseite her eine solche Zunahme möglich ist, ist ganz einfach zu berechnen. Da ein halbes Kilogramm Muskelgewebe ungefähr 600 Kalorien entspricht, müssen Sie, wenn Sie 5 kg an Muskeln zulegen, demnach 600 mal 10 oder 6000 Kalorien im Jahr über Ihren normalen Kalorienverbrauch hinaus zu sich nehmen. Richtig, 6000 Extrakalorien im Jahr. Nicht etwa täglich, wöchentlich oder monatlich, wie viele dubiose Verkäufer Ihnen einreden möchten, sondern wirklich nur 6000 Extrakalorien jährlich!« [50].

Mentzer betonte immer wieder, dass bei einer ausgewogenen Ernährung keinerlei Zusatznahrung erforderlich sei und dass er selbst bei der Vorbereitung auf seine internationalen Wettkämpfe im Wesentlichen auf eine ausgewogene Ernährung gesetzt habe. Während fast alle anderen erfolgreichen Bodybuilder für Nahrungskonzentrate warben oder bei deren Herstellern unter Vertrag standen, zweifelte Mentzer als damaliger »Shootingstar« diese Praxis offen an. Das war eine nicht zu unterschätzende Bedrohung für einen bestimmten Teil der Fitness-Branche.

Man kann sich leicht vorstellen, wie wenig förderlich solche Aussagen für den Absatz von teuren Nahrungskonzentraten waren, die damals wie heute in den einschlägigen Zeitschriften massiv beworben wurden. Dass es also ein berechtigtes kommerzielles Interesse daran gegeben haben könnte, Mentzers Ansichten und Trainingsmethoden als Außenseiterposition darzustellen, ist nicht von der Hand zu weisen. Ob dies jedoch tatsächlich zu der von ihm vermuteten Verschwörung geführt hat, ist fraglich.

Neben Training und Ernährung gab es noch einen weiteren Punkt, mit dem er aneckte: Obwohl Mentzer selbst niemals bestritt, in seiner aktiven Zeit Anabolika genommen zu haben (seinen Kritikern zufolge sogar in Megadosierungen), sprach er sich mehrfach gegen die Dopingpraxis im modernen Bodybuilding aus. Im Gegensatz zum HIT sei Volumentraining vielfach nur deshalb erfolgreich, weil die Regenerationsfähigkeit des Körpers durch die Einnahme von Anabolika und anderen Dopingsubstanzen auf unnatürliche und gesundheitsschädigende Weise erhöht werde.

Bereits 1979, also zu einer Zeit als die Anwendung von Anabolika im Bodybuilding von den Beteiligten noch kategorisch tabuisiert wurde, schrieb Mentzer in der amerikanischen Erstausgabe seines Buches *Heavy Duty Journal* ganz offen darüber, dass er während der Wettkampf-Vorbereitung anabole Steroide verwendete. Während in den Bodybuilding-Magazinen das Bild vermittelt wurde, die Muskelentwicklung der Champions sei nur durch stundenlanges tägliches Training und große Mengen teurer Nahrungskonzentrate zu erreichen, stand da plötzlich jemand, der nicht weniger muskulös war, aber nur dreimal pro Woche trainierte, die Wichtigkeit ausgewogener und gesunder Ernährung betonte, Nahrungskonzentrate weitgehend für überflüssig hielt und dann auch noch offen aussprach, dass Anabolika im Bodybuilding weit verbreitet waren.

Obwohl zahlreiche Kritiker ihm vorwarfen, aufgrund seines eigenen Anabolika- und Drogenkonsums sei er unglaubwürdig als Verfechter des natürlichen Bodybuildings, sprach sich Mentzer später, in den 1990er Jahren, in zahllosen Aufsätzen strikt gegen die Einnahme von Anabolika und anderer Drogen aus. Seine eigenen Erfahrungen bezeichnete er dabei als warnendes Beispiel. Auf die Frage des Journalisten Peter McGough, ob er in der *Flex* über Mentzers Drogenentzug und die damit verbundenen Aufenthalte in psychiatrischen Krankenhäusern schreiben dürfe, stimmte Mentzer laut McGough sofort zu. Er begründete dies damit, seine philosophischen Studien hätten ihn gelehrt, dass die Wahrheit stets Vorrang habe gegenüber persönlichen, moralischen oder anderen Motiven [35].

Eine abschließende Bewertung der Ereignisse von Sydney bleibt schwierig: Auch wenn einige von Mentzers Ideen und Aussagen zu Recht als radikale Kritik am Bodybuilding-«Establishment« verstanden werden können, so war die Kontroverse in Wahrheit weniger dramatisch als manchmal angenommen. Es ist durchaus zutreffend, dass Mentzers Kritik auch vor wichtigen Personen der Kraftsportszene nicht halt machte. Wenn er Kritik für berechtigt hielt, insbesondere in Bezug auf Trainingsmethodik, Anabolika oder die Frage der Notwendigkeit von Nahrungskonzentraten, äußerte er sie unverblümt auch gegenüber seinem langjährigen Arbeitgeber Joe Weider. Das wird für manche Mißstimmung gesorgt haben; trotzdem war es Joe Weider, der Mentzer nach dessen Klinikaufenthalten eine neue Chance gab und ihm anbot, wieder als Autor für seine Zeitschriften tätig zu werden.

Auch der Konflikt mit Arnold Schwarzenegger, den Mentzer trotz aller Rivalität stets als den größten Bodybuilder aller Zeiten bezeichnete [35], endete versöhnlich. Als Schwarzenegger Anfang 2001 erfuhr, dass es Mentzer gesundheitlich nicht gut ging, erkundigte er sich bei ihm nach seinem Befinden und bot Hilfe an. Die beiden Rivalen von einst versöhnten sich in einem ausführlichen Gespräch. »Sie sprachen zum ersten Mal seit jenem Moment in der Umkleidekabine von Sydney. Mentzer war tagelang bewegt von Schwarzeneggers Geste, berichten seine Freunde...« [28].

1.8 Die 1990er: Das Comeback des HIT

In den 1990er Jahren erlebte das HIT ein fulminantes Comeback. Dafür gab es eine Reihe von Gründen. Mike Mentzer hatte seine persönlichen Probleme überwunden, eine erfolgreiche Entziehungskur hinter sich und nahm einen zweiten Anlauf, endlich das HIT als die in seinen Augen einzig wahre Trainingsmethode erfolgreichen Bodybuildings zu etablieren. Diesmal versuchte er sich jedoch nicht selbst als Wettkämpfer. Ein angestrebtes Comeback im Leistungssport [134] gab Mentzer nach wenigen Wochen wieder auf, weil er keine Möglichkeit sah, ohne die Verwendung von Anabolika, die er inzwischen strikt ablehnte, auf höchstem Niveau mithalten zu können, wie *Ironman*-Autor Jerry Brainum berichtete [28]. Stattdessen arbeitete er als Personal Trainer im Gold's Gym in Venice, Kalifornien. Er trainierte zahlreiche Bodybuilder, die z.T. extra dafür von weit her in das Gold's Gym »pilgerten« und betreute Athleten weltweit durch regelmäßige Telefonate.

Anfang der 1990er Jahre schrieb Mentzer wieder regelmäßig für Joe Weiders *Flex*, sah sich dort jedoch erneut mit dem Dilemma konfrontiert, dass er seine Ansichten zu Steroid-Mißbrauch und übermäßigem Training dort nicht in aller Deutlichkeit aussprechen konnte: »Die Steigerung der Dauer und der Häufigkeit ihres Trainings ging Hand in Hand mit dem Gebrauch von Steroiden, mit deren Hilfe man den Verlust von Muskelmasse, den das traditionelle Volumentraining der vielen Sätze nach sich zieht, verhindern oder zumindest verringern kann...« [54].

In der Neuauflage seines Klassikers *Heavy Duty* aus dem Jahr 1993, aus dem dieses Zitat stammt, sprach er das Dopingproblem offen an, ebenso wie die Tatsache, dass er die Verwendung von Nahrungskonzentraten für nicht

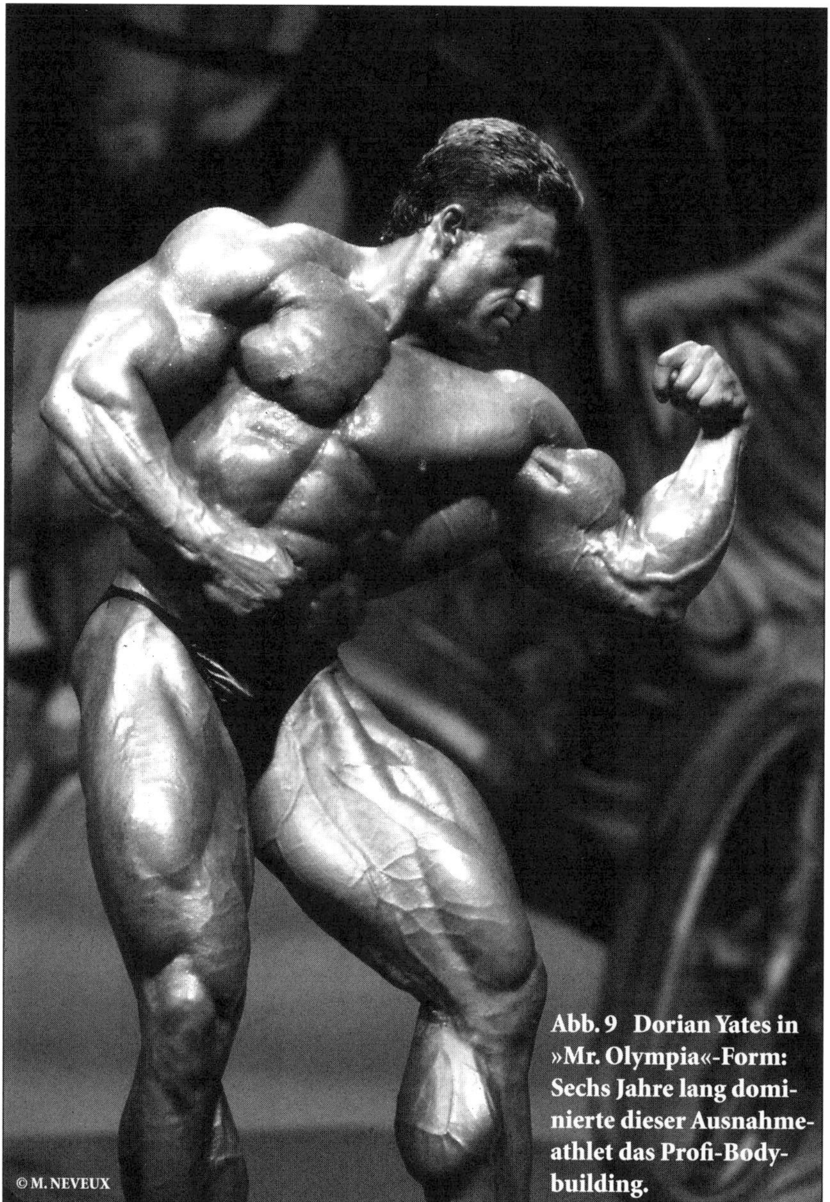

Abb. 9 Dorian Yates in »Mr. Olympia«-Form: Sechs Jahre lang dominierte dieser Ausnahmeathlet das Profi-Bodybuilding.

notwendig hielt. Diese Dinge deutete er dagegen in der *Flex* nur an, z.B. in seinen Aufsätzen »More Is Not Better« (»Mehr ist nicht besser«), »Overtraining And Overeating« (»Übertraining und Überessen«), »Realistic Expectations« (»Realistische Erwartungen«) [51-53].

1.9 Dorian Yates dominiert das Profi-Bodybuilding

Das Interesse am HIT erhielt einen weiteren enormen Schub dadurch, dass etwa zeitgleich mit Mentzers Comeback als Autor und Trainer ein Bodybuilder in der Wettkampfszene auftauchte, dessen Muskelentwicklung die Fachwelt in Erstaunen versetzte und der das HIT als Grundlage seines Erfolges bezeichnete: Der Engländer Dorian Yates.

Yates hatte erst mit 23 Jahren zu trainieren begonnen. Mit 25 bestritt er seinen ersten Wettkampf – und gewann. Dies geschah in so überzeugender Weise, dass er nur wenige Wochen später für die britische Mannschaft nominiert wurde, die 1985 in London bei den »World Games« antreten sollte. Bei diesem bedeutenden Wettbewerb (die »World Games« werden gern als die »Olympischen Spiele« der nicht-olympischen Sportarten bezeichnet) belegte er den siebten Platz im Schwergewicht, das der Holländer Berry DeMey gewann. Nach nur zwei Jahren HIT hatte Yates also im Schwergewicht acht Athleten hinter sich gelassen, die z.T. bereits mehr als zehnmal so lange trainiert hatten wie er. Nach nur zwei Jahren, in denen er dreimal, maximal viermal pro Woche trainiert hatte, war er unter den besten Amateur-Bodybuildern der Welt angekommen. Ein Jahr später gewann er die Schwergewichtsklasse bei den Britischen Meisterschaften.

Diesen Erfolg wiederholte Yates dann 1988 noch einmal und wurde zudem Gesamtsieger der Meisterschaft, woraufhin er seine Profi-Lizenz erhielt. 1990, also nur sieben Jahre nachdem er zum ersten Mal eine Hantel in der Hand gehalten hatte, belegte er bei der »Night of the Champions« in New York einen sensationellen zweiten Platz, um die Meisterschaft ein Jahr später schließlich in überzeugender Weise zu gewinnen. Nach einem zweiten Platz beim »Mr. Olympia« 1991 gewann er die »Mr. Olympia«-Wahl 1992. Neun Jahre, nachdem er zum ersten Mal ein Studio betreten hatte, stand er an der Spitze des Wettkampf-Bodybuildings. Die Veranstaltung, in der Yates zum »Mr. Olympia« gekrönt wurde, war erst sein zehnter Wettkampf überhaupt. Dorian Yates dominierte die »Mr. Olympia«-Wahlen von 1992 bis 1997 und trat anschließend ungeschlagen vom Wettkampfsport zurück.

In seinem Buch *Blood and Guts*, das er mit dem Journalisten Bob Wolff zusammen veröffentlichte, beschreibt Yates bereits auf den ersten Seiten, dass sein Training von Anfang an auf dem aufbaute, was er von Mentzer und Jones über HIT gelesen hatte, da es ihm logisch und einleuchtend erschien [106]. Im Gegensatz zu Mentzer und vielen anderen trainierte Yates also von Anfang an nach den Prinzipien des HIT.

In *Blood and Guts* beschreibt Dorian Yates, wie er seine Trainingsprogramme im Laufe der Zeit verändert hat, um sie den jeweils neuen Anforderungen anzupassen. Pro Muskelgruppe absolvierte er dabei je nach Größe maximal fünf bis zehn Sätze. Die Gewichte wurden so gewählt, dass nach sechs bis acht, maximal zehn Wiederholungen das Muskelversagen erreicht wurde [107].

Nach seinem sensationellen zweiten Platz bei seiner ersten Profi-Meisterschaft erschien in der amerikanischen Ausgabe der *Flex* ein ausführlicher Artikel über das Trainingsprogramm, mit dem Yates sich ein Jahr lang auf diese Meisterschaft vorbereitet hatte. In diesem Artikel bezeichnet der Autor Don Ross Yates als eine Art »Neo-Mentzer« [108]. Mit diesem Trainingsprogramm bereitete Yates sich dann auch auf seine erste Teilnahme beim »Mr. Olympia« vor [110]. Dass er nicht einen, sondern zwei hochintensive Sätze pro Übung ausführte, begründete Yates zu jenem Zeitpunkt damit, dass er nicht in jedem Satz die maximale Intensität aufbringe, nur hin und wieder Intensitätstechniken anwende und daher noch einen zweiten Satz benötige, um die Zielmuskulatur maximal auszubelasten [106].

Obwohl Yates' frühes Programm sich an Mentzer orientierte, weicht es in einem entscheidenden Punkt davon ab: Yates absolvierte von jeder Übung

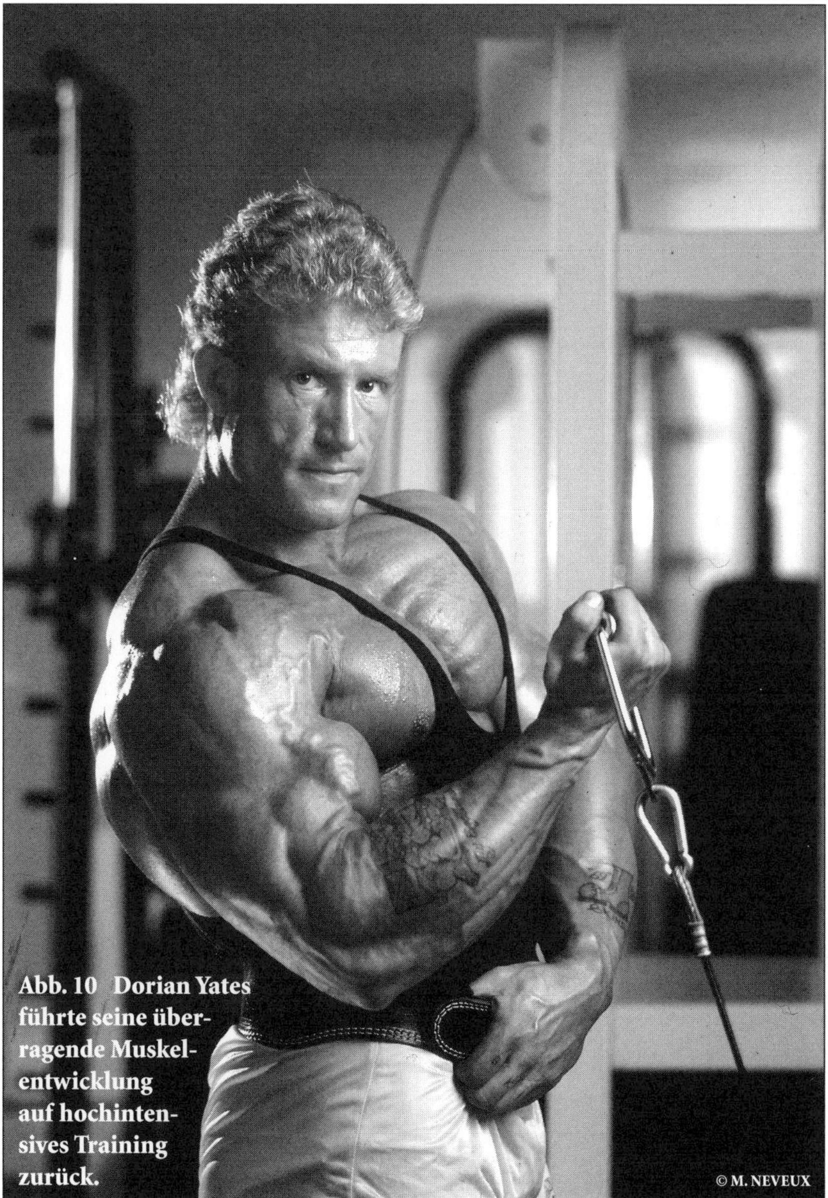

Abb. 10 Dorian Yates führte seine überragende Muskelentwicklung auf hochintensives Training zurück.

© M. NEVEUX

nicht einen, sondern zwei Sätze. Er ging davon aus, dass es ihm wahrscheinlich nicht gelingen würde, den Muskel durch nur einen Satz pro Übung ausreichend zu erschöpfen. Obwohl auch Yates die Ausbelastungsintensität als den entscheidenden Faktor für ein Muskelwachstum ansah und ein zu hohes Trainingsvolumen für abträglich hielt, setzt er diese Erkenntnis zunächst nicht konsequent um. Durch diesen Widerspruch ist das frühe Programm von Yates als eine modifizierte Form des HIT zu betrachten, aber noch nicht als Weiterentwicklung. Diesen Schritt nahm Yates dann später vor.

Während der Vorbereitung auf die »Mr. Olympia«-Wahl 1992 entschied sich Yates dazu, nur noch einen Satz pro Übung zu absolvieren und dabei über den Punkt des Muskelversagens hinaus zu trainieren. Dabei dürfte eine Rolle gespielt haben, dass er während eines längeren Aufenthaltes in Venice, Kalifornien für einige Wochen unter der Anleitung von Mike Mentzer trainierte [119]. Den Wechsel von seinem Training mit jeweils zwei Sätzen zu nur noch einem hochintensiven Satz pro Übung erläuterte Yates später so: »Um die Intensität zu erhöhen, bediente ich mich verschiedener Intensitätstechniken wie Intensivwiederholungen, Stripsätze und Pausensätze. Diese Techniken wandte ich jedoch jeweils nur für den letzten Satz bei speziellen Grundübungen an. An diese Methode hielt ich mich bis zu meinem ersten ›Mr. Olympia‹-Sieg 1992. Danach galt es, die Trainingsintensität weiter zu erhöhen. Meine Theorie war, dass ich gelernt hatte, mich 100 % auf einen Satz zu konzentrieren, weshalb ich nur einen Trainingssatz benötigte, um die Muskulatur optimal zu stimulieren und danach genügend Reserven zur Erholung zu haben. Bereits zu den Zeiten als ich zwei Sätze pro Muskelgruppe machte, hatte ich den Eindruck, dass ich vielleicht ein bisschen Energie beim ersten Satz zurückhielt. Nachdem ich nur noch einen Satz machte, wusste ich, dass ich alle Energie in diesen Satz stecken musste.« [114].

Die im o.g. Zitat sowie in seinem Buch beschriebenen Intensitätstechniken empfahl Yates als weitere Methoden des hochintensiven Trainings, wie z.B. Intensivwiederholungen. Nachdem Yates die maximal mögliche Wiederholungszahl mit seinem Trainingsgewicht absolviert hatte, ließ er sich von

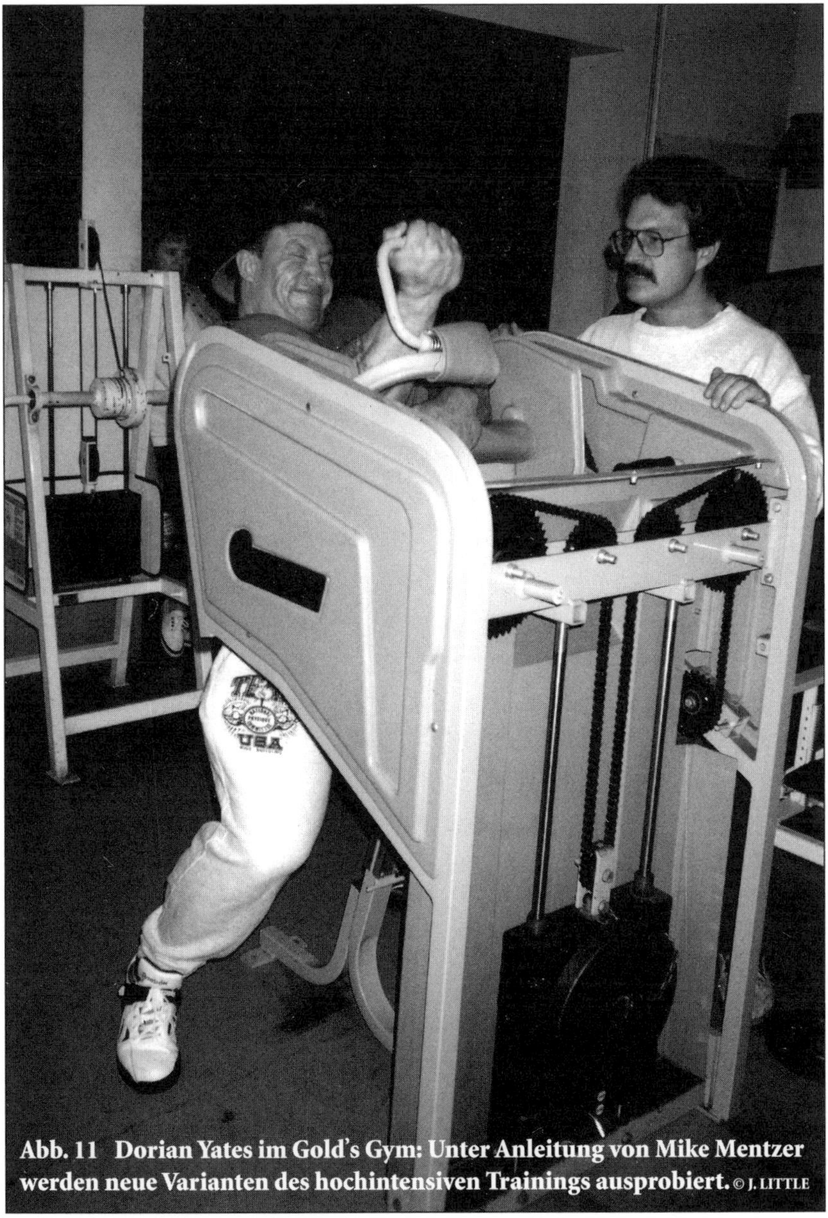

Abb. 11 Dorian Yates im Gold's Gym: Unter Anleitung von Mike Mentzer werden neue Varianten des hochintensiven Trainings ausprobiert. © J. LITTLE

Tab. 9 Dorian Yates' Empfehlungen für ein effektives Training

Alle Übungen sollten absolut sauber absolviert werden; Abfälschen sollte als Intensitätstechnik nicht eingesetzt werden.

Bei allen Übungen muss stets auf die anatomisch sinnvollste Griffhaltung geachtet werden. Bei allen Zugübungen für den Rücken sollte ein enger, supinierter Griff, also ein Untergriff, verwendet werden. Während Mike Mentzer das bereits für Übungen wie Klimmzüge und Latziehen empfohlen hatte, nutzte Dorian Yates diese Grifftechnik auch für vorgebeugtes Langhantelrudern und sogar für das Rudern an Maschinen.

Manche empfehlen eine explosive Bewegungsausführung für maximalen Muskelzuwachs [120], andere halten eine langsame bis sehr langsame Bewegungsausführung für besser [121]. Dorian Yates praktizierte einen ungewöhnlichen Zwischenweg, indem er das Gewicht zwar langsam und kontrolliert absenkte, es aber schnell und explosiv in die Höhe wuchtete (»Ich bringe das Gewicht so schnell und mit soviel Kraft empor, wie ich kann…«) [122].

Jedem hochintensiven Trainingssatz sollten mindestens ein bis zwei Aufwärmsätze vorangehen, um die betreffende Muskulatur auf die Belastung vorzubereiten. Hiervon kann man absehen, wenn in der betreffenden Trainingseinheit zuvor bereits andere Übungen für dieselbe Muskelgruppe ausgeführt wurden [123].

Im Gegensatz zu Mike Mentzer, der aerobes Training nur für die Wettkampfvorbereitung empfahl (um den Körperfettanteil zu reduzieren), absolvierte Dorian Yates auch in der wettkampf-freien Zeit mindestens drei aerobe Trainingseinheiten pro Woche, um eine ausreichende Ausdauer zu erhalten.

einem Trainingspartner gerade soviel helfen, dass er noch einige weitere Wiederholungen schaffte. Er setzte auch Reduktionssätze ein. Bei dieser auch als »stripped set« bezeichneten Methode [115,116, 118] wird nach Eintreten des Muskelversagens das Gewicht reduziert, um anschließend noch einige weitere Wiederholungen absolvieren zu können. Pausensätze, bei denen nach Ausführung des Wiederholungsmaximums die Hantel kurz abgelegt wird und nach einigen Sekunden der Satz mit dem gleichen Gewicht fortgesetzt wird, rundeten die Palette der Intensitätstechniken ab.

Yates konzentrierte sich in seinem Training auf mehrgelenkige Übungen, die sog. Grundübungen, bei denen sich diese Intensitätstechniken gut anwenden lassen. Seine bevorzugten Übungen bezeichnete er als sein »Massearsenal«. Diese Übungen waren [106]: Für den Rücken: Rudern vorgebeugt mit einer Langhantel, für die Brust das Bankdrücken mit einer Langhantel auf der Flachbank, für die Beine Kniebeugen an der Smithmaschine und Beinpressen sowie für die Waden das Wadenheben im Stehen.

Diese Übungen schätzte Yates auch deshalb, weil er dabei eine weitere seiner Lieblingstechniken anwenden konnte: Teilwiederholungen. Selbst wenn kein Trainingspartner zur Verfügung steht, um bei Intensivwiederholungen zu helfen, kann diese Intensitätstechnik problemlos angewandt werden. Wenn keine vollständige Wiederholung mehr möglich ist, können in der Regel trotzdem Teilwiederholungen über einen gewissen Teil des Bewegungsradius ausgeführt werden. Dabei kann der Radius mit fortschreitender Ermüdung immer stärker reduziert werden, d. h. man beginnt mit Teilwiederholungen über drei Viertel der Strecke, macht dann halbe Wiederholungen und schließlich Viertelwiederholungen.

In einem wichtigen Punkt unterscheidet sich das von Yates praktizierte HIT von den Empfehlungen anderer Befürworter. Während Jones, Mentzer und Darden eine langsame Bewegungsausführung vorzogen, was sich in jüngeren Studien in der Tat als vorteilhaft erwiesen hat [294], führte Yates nur die negative Phase langsam, die positive aber explosiv aus. Neben der Frage der Effektivität dieser Vorgehensweise ist auch zu berücksichtigen, dass die Ver-

Tab. 10 Ein typisches Trainingsprogramm von Dorian Yates

Übung	Aufwärmen*	Training* & Intensitätstechnik
1. Tag: Brust & Arme		
• Bankdrücken auf der Flachbank oder der negativen Bank	2-3 x 12	1 x 6-8
• Schrägbankdrücken	1 x 10	1 x 6-8, 2-3 Intensiv-Wdh.
• Fliegende Bewegung mit Kurzhanteln	1 x 10	1 x 8-10, dreifacher Reduktionssatz
• Konzentrationscurls	2 x 10	1 x 8-10
• Langhantelcurls	1 x 10	1 x 8-10, 1-2 Intensiv-Wdh.
• Hammercurls	1 x 10	1 x 8-10, dreifacher Reduktionssatz
• Trizepsdrücken am hohen Kabel	1 x 10	1 x 10-12, Reduktionssatz
• Trizepsdrücken im Liegen mit Langhantel	1 x 10	1 x 8-10
• Trizepsdrücken über Kopf mit Kurzhantel	1 x 10	1 x 8-10, Reduktionssatz
2. Tag: Beine		
• Beinstrecken	3 x 10	1 x 8-12 oder 1 x 15-20, Teilwiederholungen
• Beinpressen	1-2 x 10	1 x 8-12 oder 1 x 15-20, Teilwiederholungen
• Hackenschmidt-Kniebeuge oder Kniebeuge an der Smith-Maschine mit breitem Stand, Fußspitzen nach außen	2 x 10	1 x 8-12 oder 1 x 15-20, Teilwiederholungen
• Beinbeugen	2 x 10	1 x 8-12 oder 1 x 15-20, Teilwiederholungen

Tab. 10 Ein typisches Trainingsprogramm von Dorian Yates, Fortsetz.

Übung	Aufwärmen*	Training* & Intensitätstechnik
• Kreuzheben mit gestreckten Knien	2 x 10	1 x 8-12 oder 1 x 15-20, Reduktionssatz
• Wadenheben stehend	2 x 10	1 x 8-12 oder 1 x 15-20, Teilwiederholungen
• Wadenheben sitzend	2 x 10	1 x 8-12 oder 1 x 15-20, Teilwiederholungen
3. Tag: Kein Training		
4. Tag: Rücken & Schultern		
• Latziehen mit engem Untergriff	2 x 10	1 x 9-10, Reduktionssatz
• Klimmzüge mit Zusatzgewicht	1 x 10	1 x 6-8
• Rudern vorgebeugt mit der Langhantel oder einarmig mit der Kurzhantel	1 x 10	1 x 8-10, Teilwiederholungen
• Rudern beidarmig, sitzend am Kabel	–	2 x 8-10
• Nackendrücken mit Kurzhanteln	1 x 10	1 x 8-10
• Seitheben im Sitzen	1 x 10	1 x 8-10, dreifacher Reduktionssatz
• Seitheben vorgebeugt	1 x 10	1 x 10-12, Reduktionssatz
• Schulterheben	1 x 10	1 x 8-10, Teilwiederholungen
• Hyperextensionen	–	1-2 x 12-15

* Sätze x Wiederholungen

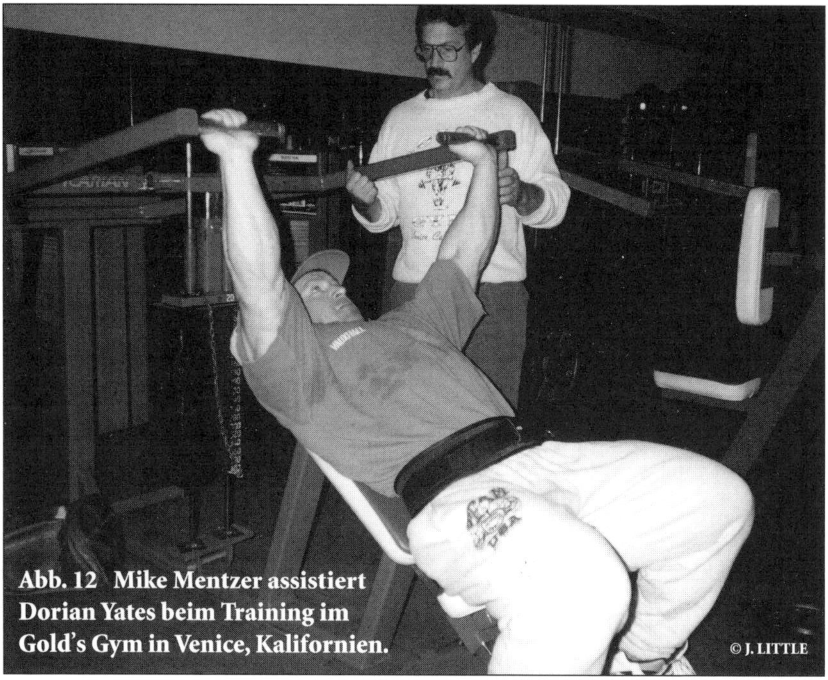

Abb. 12 Mike Mentzer assistiert Dorian Yates beim Training im Gold's Gym in Venice, Kalifornien.

© J. LITTLE

letzungsgefahr bei explosiver Bewegungsausführung höher liegt. Einer betont langsamen und kontrollierten Ausführung der Übungen sollte daher der Vorzug gegeben werden, da bereits ein langsames Training, ohne Schwungkräfte und Abfälschung, eine sichere und effektive Methode zur Steigerung der Intensität darstellt. Ob die Trainingsverletzungen, die Yates im Laufe der Jahre erlitt, mit dieser explosiven Bewegungsausführung zusammenhängen, lässt sich nicht mit Sicherheit feststellen.

An anderer Stelle führte Yates eine sinnvolle Weiterentwicklung des HIT ein: Während Mentzer sein Training bis zum Punkt des momentanen Muskelversagens ausführte, ging Yates nun einen Schritt weiter, indem er zusätzlich Intensitätstechniken anwendete. Dass eine Steigerung der Ausbelastungsintensität sich positiv auf den dadurch erzielbaren Muskelzuwachs auswirkt,

Tab. 11 Dorian Yates' Wettkampferfolge

Jahr	Verband	Veranstaltung	Platzierung
1984	–	Mr. Birmingham Novice (GB)	1.*
1985	–	Novice West Coast (GB)	1.
	–	World Games	7.
1986	EFBB	British Heavyweights	1.
1988	IFBB	British Championships	1.
1990	IFBB	Night of the Champions	2.
1991	IFBB	Night of the Championships	1.
	IFBB	Mr. Olympia	2.
	IFBB	English Grand Prix	1.
1992	IFBB	Mr. Olympia	1.
1993	IFBB	Mr. Olympia	1.
1994	IFBB	Grand Prix Germany	1.
	IFBB	Grand Prix Spain	1.
	IFBB	Grand Prix England	1.
	IFBB	Mr. Olympia	1.
1995	IFBB	Mr. Olympia	1.
1996	IFBB	Mr. Olympia	1.

* Platzierung in der Gesamtwertung

konnte inzwischen mehrfach belegt werden [188, 278, 257, 292]. Mit diesem HIT-Programm gelang es Dorian Yates, das Wettkampf-Bodybuilding acht Jahre lang zu dominieren. Seine Platzierungen bei internationalen Wettkämpfen sind überaus beeindruckend, wie Tab. 11 zeigt. Dorian Yates erreichte eine ähnliche Dominanz wie Arnold Schwarzenegger in den 1970er Jahren. Die Parallelen zwischen beiden Wettkämpfern sind offensichtlich: Beide gewannen den »Mr. Olympia« in dieser Zeit sechsmal in Folge; beide wurden in ihrer gesamten Wettkampf-Karriere nur dreimal geschlagen; beide traten als amtierender »Mr. Olympia« vom Wettkampfsport zurück.

Ein wesentlicher Unterschied zwischen den 1970er und den 1990er Jahren bestand jedoch darin, dass damals die Dopingproblematik beim Bodybuilding kaum zur Kenntnis genommen wurde. In den 1990er Jahren war sie hingegen ein bestimmendes Thema.

1.10 HIT als Alternative zu Anabolika

Bereits Anfang der 1990er Jahre hatte das Bodybuilding ein erhebliches Imageproblem. Nach dem positiven Dopingbefund des 100m-Sprinters Ben Johnson bei den Olympischen Spielen 1988 gelangte das Thema »Doping« verstärkt in den Blickpunkt des öffentlichen Interesses. In diesem Zusammenhang wurde die Öffentlichkeit auch auf die Dopingproblematik beim Bodybuilding aufmerksam. Während Leistungssportler fast aller Sportarten seitdem unter einer Art Generalverdacht stehen, ist der Zusammenhang zwischen Doping und Leistungssteigerung beim Bodybuilding besonders direkt, weil eine der nachgewiesenen Wirkungen der Anabolika darin besteht, die Muskelproteinsynthese zu steigern, d.h. es wird mehr Muskelsubstanz aufgebaut [55, 78].

Dopingproben, die Mitte und Ende der 1980er Jahre bei nationalen und internationalen Sportwettkämpfen genommen wurden, verdeutlichen das Ausmaß des Problems beim Bodybuilding. Während der durchschnittliche Anteil positiver Dopingproben aller Sportarten zwischen 0,24 % und 5,69 % lag, waren es bei Bodybuilding-Wettkämpfen zwischen 10,81 % und 30,61 % [56]. Als 1986 und 1987 bei Wettkämpfen des Deutschen Bodybuildingverbandes Dopingtests durchgeführt wurden, kam es nach eigenen Angaben des Verbandes in 41,5 % der Proben zu positiven Befunden [57]. Obwohl es beim Bodybuilding keine Trainingskontrollen gibt und alle Athleten wissen, dass am Wettkampftag getestet wird, waren trotzdem mindestens jede zehnte und maximal sogar drei von zehn Proben positiv. Dabei zeigen die Testergebnisse neben Testosteron fast die gesamte Bandbreite der verschiedenen anabolen Steroide. Von 171 Fällen des Dopings mit Testosteron im Jahr 1990 entfielen allein 45 Fälle auf Bodybuilding-Wettkämpfe [58].

Eine Reihe von Untersuchungen [59-77] offenbarte außerdem, dass Anabolika-Doping nicht nur beim leistungssportlichen Bodybuilding verbreitet war, sondern auch im Breitensport und fatalerweise häufig bereits im jugendlichen Alter einsetzt.

Als das Ausmaß des Dopingmissbrauchs beim Bodybuilding bekannt wurde und folglich auch in die öffentliche Diskussion geriet, bekam das Bodybuilding eine derart schlechte Presse, dass einige Sponsoren sich zurückzogen, um nicht selbst ein Imageproblem zu bekommen. Veröffentlichungen, in denen die Verbreitung des Dopings im Allgemeinen und beim Bodybuilding im Besonderen diskutiert wurde, sowie Untersuchungen über seine Nebenwirkungen beeinflussten auch das Bodybuilding [78-105, 127-138, 165-169, 178].

Im Zuge dieser Entwicklung suchte man nun intensiv nach alternativen Trainingsmethoden zum Muskelaufbau, die ohne illegale und schädliche »unterstützende Maßnahmen« einen raschen Muskelzuwachs garantierten. Mentzer, der bereits drei Jahre zuvor in seinem Buch *Heavy Duty Journal* die Verbreitung von Anabolika und Wachstumshormonen im Bodybuilding angeprangert hatte, erhielt kurz darauf das Angebot, für *Muscular Development* zu schreiben, eine Zeitschrift, die sich auch mit »Natural« Bodybuilding befasste. Diese Bewegung will zurück zu den Ursprüngen des Hantelsports: Hartes Training und gesunde Ernährung, Dopingmittel lehnt sie strikt ab. Im Januar 1996 wechselte Mentzer tatsächlich von den Weider Publications zur *Muscular Development* [140]. Ab der Ausgabe 2/1997 nannte sich die Zeitschrift dann *All Natural Muscular Development* und war allein dem Natural Bodybuilding gewidmet [139]. Inzwischen wurde diese Festlegung zum Bedauern vieler Natural Bodybuilder wieder revidiert.

Mentzer etablierte nicht zuletzt durch seine Artikel über dopingfreies, hochintensives Training das HIT als eine lohnende Alternative zum hochvolumigen Training [149-152]. Viele glaubten inzwischen, ein Trainingsvolumen von vier bis sechs Trainingseinheiten pro Woche und mit jeweils 20 Sätzen und mehr wäre nur durchzuhalten, wenn chemisch nachgeholfen würde.

Besonders sein Artikel »Tailor-Made For The Natural Bodybuilder« löste eine Lawine aus. Darin bezeichnete Mentzer das HIT als »maßgeschneidert für den Natural-Bodybuilder« und provozierte die Anhänger des Volumentrainings durch die Formulierung: »Eine Trainingseinheit im Bodybuilding ist kein Ausdauer-Wettbewerb. Die eigentliche und tatsächliche Absicht eines Bodybuilders besteht nicht darin herauszufinden, wie viele Sätze er ertragen kann, sondern intelligenterweise den Wachstumsmechanismus auszulösen, dann das Studio zu verlassen, nach Hause zu gehen und zu wachsen« [141].

In einem weiteren Artikel wird er noch deutlicher: »...Sie als natürlicher Bodybuilder sollten nicht stundenlang trainieren wie die führenden IFBB-Profis, dass diese Vorgehensweise empfohlen wird im ausdrücklichen Wissen, dass die professionellen Champions albtraumartige Mengen von Steroiden, Wachstumshormonen und andere die Regeneration beschleunigende Drogen nehmen, also chemische Substanzen, die auf künstliche Weise die Toleranz der Bodybuilder gegenüber erschöpfendem Stress durch intensives Training erhöhen und es ihnen dadurch ermöglichen, ein Volumen und eine Häufigkeit an Training auszuführen, die andernfalls ein Übertraining nach sich ziehen würde.« [142].

Das HIT sei auch deshalb die beste Alternative zum »chemisch-unterstützten« Volumentraining, da beim HIT aufgrund seiner hohen Intensität, kurzen Dauer und ausreichenden Regenerationszeiten die Ausschüttung körpereigener Hormone wie Testosteron, HGH und IGF-1 effektiv angeregt werde [153, 176]. Mentzer betonte immer wieder, dass Übertraining nicht nur eine zwangsläufige Folge des hochvolumigen Trainings sei, sondern dass es den Sinn eines Trainingsprogramms generell in Frage stelle, da im Zustand des Übertrainings keine Muskelzuwächse erzielt werden könnten [143]. Deswegen riet Mentzer bei ansteigendem Leistungsvermögen dazu, die Trainingshäufigkeit zu reduzieren, da eine Kraftsteigerung bei vielen Übungen bis 300 % möglich sei, das Regenerationsvermögen sich aber nur um 50 % steigern lasse [143]. Außerdem könne aufgrund individueller genetischer Unterschiede nicht jeder die gleichen Fortschritte erzielen [145, 146].

Mentzer empfahl, die Gewichte so zu wählen, dass sie etwa zehnmal bewegt werden können, bis das Muskelversagen eintritt [170, 171]. Im Gegensatz zu Dorian Yates sprach sich Mentzer dafür aus, das Gewicht während der konzentrischen Phase nicht explosiv zu bewegen, sondern es langsam und kontrolliert zu heben und zu senken, wobei sowohl die konzentrische als auch die exzentrische Bewegungsphase etwa vier Sekunden dauern sollte [172]. Bei solchen Übungen, wo in der kontrahierten Position das Gewicht bzw. die Maschine einen Widerstand bietet, wie z.B. bei Butterfly, Beinstrecken, Klimmzügen usw., soll die Kontraktion zusätzlich für etwa eine Sekunde statisch gehalten werden [163].

Des Weiteren verwies Mentzer mehrfach auf den Zusammenhang zwischen Muskelkraft und progressivem Training. Bodybuilder sollten daher stets bestrebt sein, bei ihren Trainingsübungen stärker zu werden, d.h. entweder mehr Wiederholungen mit demselben Gewicht ausführen oder das Gewicht erhöhen [147, 154]. Nicht nur Zustimmung erntete er dagegen mit seiner Forderung nach zwar hochintensivem, aber weniger häufigem Training. Neben seinen philosophischen Argumenten verwies Mentzer immer wieder darauf, dass nur das Konzept des HIT intelligent und in sich logisch sei [155-157].

Gegen Ende der 1990er Jahre schrieb Mentzer ganz offen, dass Nahrungskonzentrate nicht notwendig seien. Zwar räumte Mentzer ein, dass er Kreatin im Kraftsport bei richtiger Anwendung u.U. für nützlich hielt, ebenso wie Proteinkonzentrate oder Multivitamin-Kapseln, gab jedoch zu bedenken, dass eine ausgewogene Ernährung der Einnahme von Nahrungskonzentraten stets vorzuziehen sei. Besonders drastisch kritisierte er eine Werbeaussage für ein Produkt, bei dem ein Massegewinn von sieben Pfund pro Woche in Aussicht gestellt wurde [144].

Tab. 12 Mike Mentzers Empfehlungen für das HIT 1998

Von jeder Übung ist nur ein Satz auszuführen.

Vorermüdung ist die Basis zur Überwindung der sog. weak links, also der relativen Schwachpunkte durch die Beteiligung kleinerer Muskeln bei der Ausführung komplexer Übungen. Bei Drück-Übungen (engl. push) für die Brust oder die Beine wird daher vorermüdet.

Die Pause zwischen beiden Teilen eines Supersatzes sollte so gering wie möglich sein und nur wenige Sekunden betragen.

Alle Übungen werden kontrolliert über den vollen Bewegungsablauf ausgeführt, ohne Schwungkräfte.

Jeder Trainingseinheit sollte ein ausreichendes Aufwärmen aller Muskeln, die in der Trainingseinheit beansprucht werden, vorangehen.

Alle Trainingsleistungen sollten in einem Trainingstagebuch festgehalten werden.

Auf jede Trainingseinheit folgen drei Ruhetage. Absolviert man Tag 1 an einem Montag, pausiert man bis Freitag und absolviert dann die Übungen von Tag 2. Dann wird wieder pausiert bis Dienstag usw. Weit fortgeschrittenen Bodybuildern ist zu raten, nach jeder Trainingseinheit generell vier bis fünf Ruhetage einzulegen.

Wenn die Leistungen stagnieren, deutet dies auf Übertraining hin. In diesem Fall sollte die eine oder andere Übung ausgelassen oder ein zusätzlicher Ruhetag eingelegt werden.

Es überrascht nicht, dass diese z.T. provokanten Aussagen Konflikte mit anderen, in der gleichen Branche tätigen Personen und Institutionen nach sich zogen. Tatsächlich führte Mentzer erneut einen über die einschlägigen Kraftsport-Magazine ausgetragenen Schlagabtausch mit führenden Befürwortern des hochvolumigen Trainings wie Jeff Everson, Greg Zulak und Dr. Fred Hatfield [158, 160-163, 177]. Diese Diskussion wurde von beiden Seiten überwiegend sachlich geführt; eine Ausnahme ist jedoch in der Mai-Ausgabe der *Muscle & Fitness* 1996 zu finden; darin erschien ein Artikel von Hatfield, in dem er das HIT verhöhnt und Mentzer vorwirft, selbst nie in dieser Weise trainiert zu haben [159].

1.11 Das HIT seit 1998: Mike Mentzers modifizierte Variante

Die Diskussion um das hochintensive Training spitzte sich noch einmal zu, als Mentzer 1998 eine »neue« und »weiterentwickelte« Variante seines HIT vorstellte: »Mike Mentzer's New Advanced High Intensity Training Program.« [164] Bevor man mit diesem Programm startete, sollte man nach Mentzer eine Trainingspause von zwei bis drei Wochen einlegen. Auch von aerobem Training und anderen Sportarten solle man absehen, da praktisch jedes Training ein Übertraining nach sich ziehe. Aus diesem Grund müsse man sich zunächst umfassend regenerieren.

Auch bei diesem Programm empfahl Mentzer jeweils 96 Stunden Pause nach einer Trainingseinheit. Da eine Trainingseinheit aus jeweils nur drei Arbeitssätzen besteht, kann die Intensität erhöht werden. Deshalb riet Mentzer bei diesem Programm zur Verwendung von Intensitätstechniken wie Intensivwiederholungen, statischer Haltearbeit und negativen Wiederholungen.

Die Anwendung dieser Intensitätstechniken könnte so aussehen, dass zunächst das Wiederholungsmaximum mit dem gewählten Gewicht absolviert wird. Anschließend hilft ein Trainingspartner bei ein bis zwei Intensivwiederholungen. Dann wird das Gewicht nahe der voll kontrahierten Position

Tab. 13 Mike Mentzers High Intensity Training 1998

Programm A

1. Tag: Brust und Rücken
- Butterfly oder fliegende Bewegung mit Kurzhanteln und Schrägbankdrücken (vorzugsweise an der Smith-Maschine) im Supersatz
- Latziehen mit engem Untergriff
- Kreuzheben

2. Tag: Beine
- Beinstrecken im Supersatz mit Beinpressen
- Wadenheben im Stehen

3. Tag: Schultern und Arme
- Seitheben (vorzugsweise an der Nautilusmaschine)
- vorgebeugtes Seitheben
- Langhantelcurls im Stehen
- Trizepsdrücken am Kabel und Dips im Supersatz

4. Tag: Beine
- Beinstrecken im Supersatz mit Kniebeugen (vorzugsweise an der Smith-Maschine)
- Wadenheben im Stehen

Programm B

1. Tag: Beine, Rücken, Brust, Trizeps & Bizeps
- Kniebeugen
- Latziehen mit engem Untergriff
- Dips

Tab. 13 Mike Mentzers High Intensity Training 1998, Fortsetzung

2. Tag: Beine, Schultern, Waden
- Kreuzheben
- Nackendrücken
- Wadenheben im Stehen

3. Tag: Beine, Rücken, Brust, Trizeps & Bizeps
- Beinpressen
- Latziehen mit engem Untergriff
- Dips

4. Tag: Schultern, Trapezius, Waden
- Schulterheben
- Nackendrücken
- Wadenheben im Stehen

Im Gegensatz zu seinem ursprünglichen Heavy Duty, bei dem er ein Gewicht empfahl, das man mindestens zehnmal bewältigen kann, riet Mike Mentzer bei diesem HIT zu Gewichten, die folgende Wiederholungszahlen zulassen:

Übung	**Wiederholungen bis zum Muskelversagen**
• Schrägbankdrücken	1-3
• Kreuzheben	5-8
• Dips (evtl. mit Zusatzgewicht)	3-5
• Wadenheben	12-20
• alle übrigen Übungen	6-10

solange wie möglich gehalten und dann so langsam wie möglich abgesenkt. Mentzer bezeichnete sein neues Programm als derart intensiv, dass nicht so weit Fortgeschrittene fünf oder sechs Ruhetage zwischen jedem Training einlegen sollten. Weit Fortgeschrittenen empfahl er sogar, mit diesem Programm nur einmal pro Woche zu trainieren [164].

Diese neue Interpretation eines optimalen Trainings verschärfte einmal mehr die Kritik von Seiten der Befürworter des hochvolumigen Trainings. Mentzer ging nun davon aus, dass manche Athleten bei hochintensivem Training maximal eine Trainingseinheit pro Woche tolerieren könnten. Dies sei zwar selten, komme aber durchaus vor [233]. Andere müßten deshalb sogar auf das Training der kleinen Muskelgruppen verzichten, also z.B. kein direktes Armtraining oder Wadentraining ausführen, um ein Übertraining zu vermeiden [149].

Kritisiert wurde auch seine Empfehlung zum Verzicht auf Übungen für die Bauchmuskulatur sowie seine strikte Ablehnung aeroben Trainings außerhalb der Definitionsphase [174, 175]. Mentzer argumentierte, dass aerobes Training zwar sehr nützlich zum Abbau von Körperfett, ansonsten aber zu meiden sei, weil es als zusätzliche Belastung betrachtet werden müsse, welche die Regenerationskapazitäten des Körpers unnötig in Anspruch nehme. Außerdem betonte Mentzer, Training müsse stets adaptativ-spezifisch sein, da die Anpassungsprozesse des Körpers direkt abhängig seien von der Art des Stimulus. Die adaptative Reaktion auf ein aerobes Training seien beim Bodybuilding daher unerwünscht [173].

Mentzer wurde vorgeworfen, er vertrete »extreme Positionen«, die in der Trainingspraxis kaum umsetzbar seien [276]. Doch dass sein neues Programm selbst von HIT-Befürwortern kritisiert wurde, muss überraschen, da es unter den von Mentzer beschriebenen Bedingungen durchaus Sinn macht. Mentzer empfahl ein derart intensives und umfangreduziertes Training nämlich nur für Personen, die erstens in der Lage und willens sind, extreme Ausbelastung zu ertragen oder zweitens aufgrund langjährigen Volumentrainings derart übertrainiert sind, dass sie von einer solchen Reduzierung des

Belastungsumfanges bei gleichzeitiger Erhöhung der Ausbelastungsintensität profitieren dürften. Oft wird übersehen, dass Mentzer ausdrücklich darauf hinwies, dass sein HIT-Programm von 1998 nicht für Anfänger geeignet sei, sondern sich allein an die oben beschriebenen Personengruppen richte. Anfänger, die sich an einem solchen Programm versuchen, könnten die dafür erforderliche Trainingsintensität kaum aufbringen; entsprechend wäre bei ihnen die Trainingsfrequenz zu gering, um das gewünschte Muskelwachstum herbeizuführen.

Bewertet man dieses radikale HIT-Programm vor dem Hintergrund der inzwischen vorliegenden trainingswissenschaftlichen Erkenntnisse, so muss man Mentzers Empfehlungen differenzierter betrachten. Es hat sich tatsächlich als zutreffend erwiesen, dass man mit nur einer hochintensiven Trainingseinheit pro Woche effektiv Muskelzuwächse erzielen kann [257]. Wird dabei aber ein Splitprogramm angewandt, wie zuletzt von Mentzer empfohlen, so dass jeder Muskel im Extremfall nur alle drei Wochen trainiert wird, können die Abstände zwischen den Trainingseinheiten so lang werden, dass sich kein Muskelaufbau mehr einstellt.

Die Ablehnung des aeroben Trainings für Bodybuilder hält modernen Erkenntnissen nicht stand. Zwar ist es ohne Frage zutreffend, dass ein Übermaß an aerobem Training einem optimalen Muskelaufbau abträglich ist. Genauso unbestritten ist aber, dass eine gute Kondition sich langfristig günstig auf ein hochintensives Training auswirkt, weil es die Sauerstoffversorgung der Muskulatur und damit auch die Regenerationsfähigkeit verbessert. Außerdem hatte schon das West Point-Experiment unmissverständlich gezeigt, dass, insbesondere bei einer Kombination von HIT und Ausdauertraining, sowohl die Kraft- als auch die Ausdauerwerte signifikant gesteigert werden können.

Die Empfehlung, bei vermindertem Regenerationsvermögen auf das Training von Bauchmuskeln, Waden oder Armen zu verzichten, dürfte nur in Ausnahmefällen sinnvoll sein. Generell muss man eher davon ausgehen, dass lediglich ein hochintensiver Satz für diese Muskeln das Gesamtsystem nicht überfordern sollte. Dass selbst bei einem Einsatz-Training mit wenigen Sätzen das Trainingsvolumen noch zu hoch liegen könnte, wie Mentzer vermutete, ist eher unwahrscheinlich. Auch die Trainingswissenschaft liefert hierzu keinen Hinweis.

Mike Mentzers z.T. extreme Ansichten hatten zur Folge, dass Sinn und Wirksamkeit des HIT im Vergleich zum hochvolumigen Training häufig in Frage gestellt wurden. Dies hat zu einer bis heute andauernden Auseinandersetzung darüber geführt, welches die sinnvollere Trainingsweise ist: moderate Intensität bei hohem Volumen oder kurz und hochintensiv [179, 180]. Im Folgenden wird genau dieser Frage nachgegangen. Dabei wird analysiert, welche Erkenntnisse die aktuelle sportwissenschaftliche Forschung in Bezug auf die hierbei relevanten Faktoren liefert.

*

KAPITEL 2

DAS HIT IM SPIEGEL DER SPORTWISSENSCHAFT

2.1 Definition des Hochintensitätstrainings

Das HIT wird definiert anhand zweier zusammenhängender Faktoren, nämlich der Trainingsintensität in Abhängigkeit vom Trainingsvolumen. Bezüglich der Definition des Begriffes »Intensität« muss man zunächst unterscheiden zwischen der relativen Intensität und der Ausbelastungsintensität.

2.1.1 Relative Intensität

Unter relativer Intensität, auch als Reizintensität bezeichnet, versteht man das Verhältnis eines Trainingsgewichts zum maximal möglichen Gewicht bei der jeweiligen Übung [181]. Wenn ein Athlet beim Bankdrücken 100 kg bei größter Anstrengung genau einmal drücken kann, so ist das sein Maximalgewicht bei dieser Übung. Wenn er seine Trainingssätze mit 60 kg ausführt, so entspricht dies einer relativen Intensität von 60 %. Während beim Gewichtheben hohe relative Intensitäten zum Einsatz kommen, also Gewichte, die nah am Maximalgewicht liegen, und beim Kraftausdauertraining mit einer niedrigeren relativen Intensität gearbeitet wird, liegt die relative Intensität beim Muskelaufbautraining im Bereich dazwischen [182]. Da die Trainingssteuerung beim Muskelaufbautraining auf der Grundlage des jeweiligen Wiederholungsmaximums erfolgt, ergibt sich daraus die jeweilige relative Intensität.

2.1.2 Ausbelastungsintensität

Die Ausbelastungsintensität lässt sich über das Abbruchkriterium für einen Trainingssatz definieren. In der Literatur zeigten sich hier zunächst höchst uneinheitliche und z.T. sogar widersprüchliche Interpretationen des Abbruchkriteriums. Im Rahmen der Diskussion über die Frage, ob ein Training bis zum Muskelversagen (Training to Failure) gehen sollte oder nicht, zeigte sich bei näherer Betrachtung, dass der Begriff »Muskelversagen« dabei sehr unterschiedlich ausgelegt wurde. Einige Autoren verstanden darunter ein Training bis zu einem Punkt, bei dem der Athlet »das Gefühl hat, dass die letzte Wiederholung sehr intensiv war«, andere bezeichnen das Erreichen des Wiederholungsmaximums als Training bis zum »positiven« Muskelversagen, d.h. wenn das Gewicht nicht mehr angehoben werden kann, während wieder andere nur von Muskelversagen sprechen, wenn der Trainierende das Gewicht nicht einmal mehr kontrolliert absenken kann.

Inzwischen wurde eine Systematisierung vorgenommen, die eine eindeutige Bestimmung der Ausbelastungsintensität ermöglicht [183]. Danach unterscheidet man vier Stadien der Ausbelastungsintensität, wie in Tab. 14 gezeigt. Wie der Begriff bereits nahelegt, steht das HIT an der Spitze der Ausbelastungsintensität, ersichtlich aus Abb. 13. Der zweite Faktor neben der Ausbelastungsintensität, der von Bedeutung ist für die Definition des HIT, ist das Trainingsvolumen.

2.2 Trainingsvolumen

Das Trainingsvolumen ist einer der meist diskutierten Faktoren beim Muskelaufbautraining. Neben der Frage des Gesamtvolumens einer Trainingseinheit ist es dabei vor allem die Frage der optimalen Satzzahl pro Übung, die kontrovers diskutiert wird. Das Muskelaufbautraining im Allgemeinen und das Bodybuilding im Besonderen werden häufig mit einem hohen Trainingsumfang assoziiert [184]. Inzwischen wird jedoch immer mehr in Frage gestellt, ob ein hohes Trainingsvolumen zur Erzielung eines Muskelwachs-

Tab. 14 Die vier Stadien der Ausbelastungsintensität

1. Nicht-Wiederholungsmaximum (nWM)
Beim nWM (englisch: nRM, non Repetition Maximum) wird der Trainingssatz mit einer bestimmten Wiederholungszahl beendet, obwohl noch weitere Wiederholungen möglich wären. Das nWM findet u.a. Anwendung im Anfängertraining oder in der Rehabilitation.

2. Wiederholungsmaximum (WM)
Beim Training bis zum Wiederholungsmaximum (englisch: RM, Repetition Maximum) wird der Satz beendet mit der letztmöglichen Wiederholung, die noch in korrekter Technik bewältigt werden kann.

3. Punkt des momentanen Muskelversagens (PmM)
Der PmM (englisch: PMF, Point of Momentary Muscular Failure) ist definiert als der Punkt, an dem es nicht mehr gelingt, eine bereits begonnene Wiederholung in korrekter Technik abzuschließen. Wenn ein Athlet bei einer bestimmten Übung elf Wiederholungen mit dem gewählten Gewicht schafft, aber bei der zwölften Wiederholung abbrechen muss, so entspricht das verwendete Gewicht seinem 11WM und bei der zwölften Wiederholung hat er den PmM erreicht.

4. Punkt des momentanen Muskelversagens plus Intensitätstechniken (PmM+)
Hierunter versteht man eine Trainingsform, bei der durch die Anwendung von Intensitätstechniken über den PmM hinaus trainiert wird. Ein Beispiel hierfür sind Intensivwiederholungen, bei denen ein Trainingspartner bereitsteht, um dem Trainierenden beim Erreichen des PmM gerade soviel zu helfen, dass dieser noch einige zusätzliche Wiederholungen ausführen kann.

Abb. 13 Die Intensitätspyramide

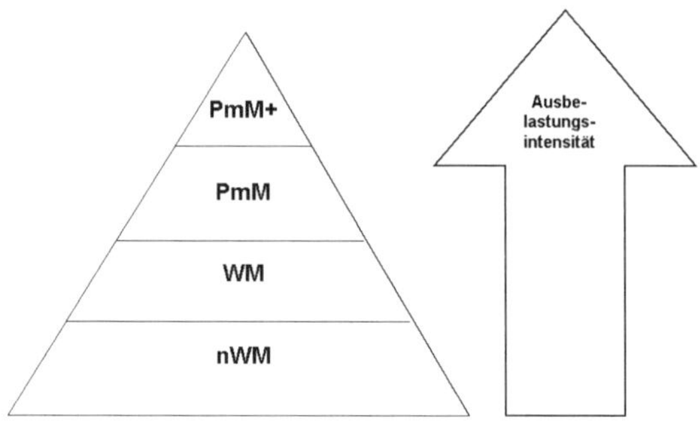

Die vier Stufen der Intensitätspyramide: Am Fuß steht das nicht bis zum Wiederholungs-Maximum (nWM) ausgeführte Training; die am wenigsten belastende Variante. Daran schließt sich die schon deutlich erschöpfendere Ausführung der Übungen bis zum Wiederholungsmaximum (WM) an. Wird bei den Übungen der Punkt des momentanen Muskelversagens (PmM) erreicht, steigt die Intensität noch weiter an. Den Gipfel der Intensitätspyramide (PmM+) bildet die Ausführung der Übungen über den Punkt des momentanen Muskelversagens hinaus, indem Intensitätstechniken eingesetzt werden: In dieser Stufe wird die größte Ausbelastungsintensität erreicht.

tums überhaupt notwendig ist oder ob ein geringvolumiges Training nicht vielleicht gleichwertig oder gar überlegen sein kann [181, 185-193]. Beim Trainingsvolumen muss man unterscheiden zwischen einer oder mehreren Übungen pro Muskelgruppe und einem oder mehreren Sätzen pro Übung.

Es besteht ein weitgehender Konsens dahingehend, dass es sinnvoll ist, die Zielmuskulatur durch mehrere verschiedene Übungen zu trainieren, was jedoch nicht bedeutet, dass alle Übungen innerhalb einer Trainingseinheit zur Anwendung kommen müssen. Es ist durchaus möglich, die Auswahl der Übungen von Trainingseinheit zu Trainingseinheit abzuwechseln oder ihre Anwendung zu periodisieren, d.h. auf eine bestimmte Zeitspanne zu beschränken.

Die Ausführung verschiedener Übungen ist deshalb von Vorteil, weil so eine Vielzahl an motorischen Einheiten aktiviert werden kann, wodurch letztlich in möglichst vielen Muskelzellen ein Hypertrophiereiz ausgelöst werden soll [194]. Unter einer motorischen Einheit versteht man alle Muskelfasern, die von derselben Nervenzelle (Neuron) aktiviert werden. Eine »Muskelgruppe« wie den Rücken umfassend mit nur einer Übung zu trainieren, ist kaum möglich, da sie auch nur jene Muskelfasern ansprechen kann, welche durch die bei der Bewegung beteiligten motorischen Neuronen aktiviert werden [195]. Alle von einem Neuron aktivierten Muskelfasern werden jeweils gleichzeitig aktiviert. Um große Körperregionen wie die Bein-, Rücken- oder Brustmuskulatur möglichst umfassend zu trainieren, sollten deshalb mehrere Übungen ausgewählt werden, um alle Bereiche der Zielmuskulatur anzusprechen [197-200].

Ein weiterer Begriff, der einer eindeutigen Klärung bedarf, ist die Bezeichnung »Muskelgruppe«. Beim Bodybuilding wird die Körpermuskulatur in verschiedene sog. Muskelgruppen eingeteilt. Auf der Grundlage dieser Einteilung werden in der Regel Splitprogramme zusammengestellt, bei denen das Training der einzelnen Muskelgruppen auf verschiedene Trainingstage verteilt wird. Diese Einteilung beschreibt jedoch keineswegs Muskelgruppen, sondern vielmehr Körperregionen. Eine Muskelgruppe im herkömmlichen Sinn besteht aus mindestens zwei unterschiedlichen Muskeln, die eine ähnliche Lage und Funktion aufweisen, wie z.B. die Armbeuger.

Beim Training der Armbeuger, das meist vereinfacht als »Bizepstraining« bezeichnet wird, beansprucht man neben dem Bizeps nämlich noch sieben weitere Muskeln: Brachialis, Brachioradialis, Pronator teres, Flexor carpi longus, Flexor carpi ulnaris, Flexor digitorum superficialis und Palmaris longus [196]. Man kann daher von einer Muskelgruppe sprechen.

Abb. 14 Darstellung zweier motorischer Einheiten, aus: Ehlenz, Grosser, Zimmermann 1991 [334]

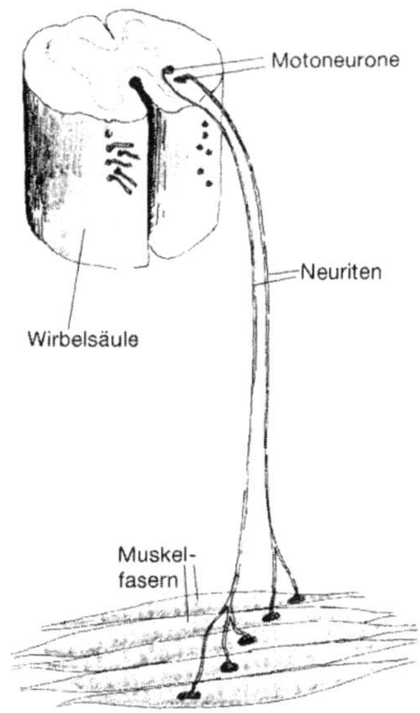

Die Muskelfasern, die von derselben Nervenzelle aktiviert werden, gelten als eine motorische Einheit. Wie die Abbildung zeigt, steuert eine Nervenzelle immer nur wenige Muskelfasern, also nur einen kleinen Teil eines Muskels. Daher erfordert das optimale Training großer Körperregionen mehrere Übungen, um alle Bereiche der Zielmuskulatur zu belasten.

Beim Rücken hingegen handelt es sich um eine Körperregion, nicht um eine Muskelgruppe, was bei einer anatomisch-funktionalen Betrachtung deutlich wird. Da der Latissimus den Oberarm bewegt, der Trapezius aber das Schulterblatt hebt und die Rückenmuskulatur zudem die Aufgabe hat, die Wirbelsäule zu stabilisieren, zu strecken und zu drehen, können die genannten

Tab. 15 Die sog. Muskelgruppen des Körpers

- Brust
- Rücken
- Schultern
- Arme
- Oberschenkel
- Waden
- Bauch

Muskeln funktional nicht als eine Muskelgruppe bezeichnet werden. Aus dem gleichen Grund ist es auch nicht möglich, alle genannten Funktionen durch die Ausführung von nur einer Übung zu erfüllen.

Da man beim HIT bestrebt ist, möglichst viele Muskeln gleichzeitig zu aktivieren, kommen vorrangig elementare Mehrgelenksübungen zum Einsatz, die sog. Grundübungen. Doch nicht nur die Auswahl der Übungen ist beim HIT von großer Bedeutung, sondern auch die Art und Weise wie diese Übungen ausgeführt werden.

2.3 Bewegungsgeschwindigkeit

Ein zentraler Aspekt, der im Zusammenhang mit dem HIT nicht immer ausreichend beachtet wird, ist die Bedeutung der Bewegungsgeschwindigkeit und der richtigen Abfolge der Bewegung (Kadenz). Im Gegensatz zum Schnellkrafttraining und einigen Varianten des hochvolumigen Trainings, bei denen insbesondere die konzentrische Bewegungsphase schnell und z.T. sogar explosiv ausgeführt wird [277], sollte die Bewegungsausführung beim HIT stets langsam und kontrolliert ausfallen, wobei die exzentrische Bewegungsphase besonders betont wird. Eine häufig für das HIT empfohlene Kadenz zeigt Tab. 16. Beim Beinstrecken heißt das z.B., dass die Streckbewegung zwei Sekunden dauern sollte, in der voll kontrahierten Position sollte das Gewicht dann eine Sekunde gehalten werden, bevor es innerhalb von vier Sekunden

Tab. 16 Empfohlene Bewegungsgeschwindigkeit für das HIT

Abschnitt der Bewegung	Geschwindigkeit
• konzentrische Phase (Anheben des Gewichts)	2 Sekunden
• isometrische Phase (Halten des Gewichts)	1 Sekunde
• exzentrische Phase (Absenken des Gewichts)	4 Sekunden

kontrolliert wieder abgesenkt wird. Bei Übungen, die in der gestreckten Position keinen Widerstand mehr auf den Muskel ausüben, kann auf das Verharren in der obersten Position verzichtet und dafür die Absenkbewegung noch etwas langsamer ausgeführt werden. Dies ist z.B. bei Bizepscurls mit einer Langhantel der Fall, da in der obersten Position mit vollständig angewinkelten Armen kein Widerstand mehr auf den Bizeps ausgeübt wird.

Wenn die Bewegungen mit der o.g. Kadenz ausgeführt werden, dauert eine Wiederholung insgesamt etwa sieben Sekunden [273]. Auf diese Weise wird auf jeden Fall sichergestellt, dass die Bewegungen ohne den Einsatz von Schwungkräften zustande kommen, sondern allein durch Belastung der Zielmuskulatur. Angenommene Vorteile dieser langsam-kontrollierten Bewegungsausführung sind eine längere Reizdauer, stärkere Ausschöpfung der Energiespeicher und eine größere Kraftentfaltung durch erhöhte Rekrutierung von Muskelfasern [279-282]. Im Gegensatz dazu droht bei schwungunterstützter Ausführung eine verminderte Effektivität durch reduzierte Anspannungszeit sowie eine erhöhte Verletzungsgefahr [283].

Das langsame und kontrollierte Absenken des Gewichts ist allerdings nicht nur aus Gründen des Schutzes vor Verletzungen von großer Bedeutung, sondern auch aus trainingsphysiologischer Sicht. Man weiß inzwischen, dass während der exzentrischen Bewegungsphase weitaus weniger motorische Einheiten rekrutiert werden. Das Gewicht bleibt natürlich ebenso schwer wie während der konzentrischen Phase, deshalb ist die mechanische Beanspruchung pro Muskelfaser während der exzentrischen Phase wesentlich höher. Genau deshalb verursacht exzentrisches Training auch die relativ größten trainingsbedingten Schäden im Muskel.

Eine zu schnelle Ausführung der exzentrischen Bewegungsphase verschlimmert diese Situation, was sich relativ leicht erklären lässt. In den rekrutierten Muskelzellen lösen sich während der exzentrischen Bewegungsphase die Querbrückenverbindungen aus Aktin- und Myosinfilamenten. Wenn die Bewegungsausführung zu schnell ausfällt, können diese Ablösungsprozesse nicht rechtzeitig stattfinden und die Aktin- und Myosinfilamente werden auseinander gerissen, was zu Mikrotraumata und DOMD (Delayed Onset Muscular Damage; zeitlich verzögert auftretende Muskelschäden) führt [258-272]. Dr. Ellington Darden rät bei seinem »Super-Slow«-Training sogar zu einer Wiederholungsdauer von 15 Sekunden [275].

Vergleiche beider Methoden haben gezeigt, dass sowohl eine betont langsame Ausführung der positiven Phase als auch eine Betonung der negativen Phase sehr effektiv sind, um Kraft- und Muskelzuwächse zu stimulieren. Allerdings zeigten sich die mit Abstand größten Leistungssteigerungen bei einer betont langsamen Ausführung der negativen Phase [294]. Aktuelle Empfehlungen, die beim hochvolumigen Training eine möglichst schnelle Ausführung fordern, beziehen sich in ihrer Begründung häufig auf die Bewegungen von aeroben Sportarten, was aufgrund der nicht vergleichbaren mechanischen Belastung im Bodybuilding nicht gelten kann [274].

2.3.1 Reduzierung der Trainingsgewichte

Da eine Wiederholung beim HIT etwa sieben Sekunden dauert und Schwungkräfte bei einer derart kontrollierten Bewegungsausführung nicht zum Tragen kommen, müssen in der Regel geringere Gewichte gewählt werden als bei konventioneller Geschwindigkeit. Daher ist die weit verbreitete Vorstellung falsch, beim HIT müssten wesentlich höhere Gewichte verwendet werden als beim hochvolumigen Training. Im Gegenteil: Bereits Arthur Jones wies immer wieder darauf hin, dass bei langsamer und betont korrekter Bewegungsausführung ein Gewicht, welches normalerweise 10 Wiederholungen erlaubt, beim HIT um ca. 10 % reduziert werden müsse [276].

2.4 Regenerationszeit

Trotz des geringen Trainingsvolumens bestätigt sich die von Mentzer und anderen Vertretern des HIT geforderte Verlängerung der Regenerationsphasen im Anschluss an eine hochintensive Trainingseinheit. Während der 1970er und 1980er Jahre war die Annahme weit verbreitet, dass ein Muskel nach einem Krafttraining etwa 48 Stunden benötigt, um sich zu regenerieren und spätestens nach 72 Stunden erneut trainiert werden müsse, da ansonsten eine Dekompensation drohe, also ein Verlust der zuvor aufgebauten Muskulatur. Beim Volumentraining wird häufig noch immer nach Trainingsprogrammen trainiert, bei denen jeder Muskel zweimal pro Woche in hohen Umfängen beansprucht wird, was je nach Split-Programm vier bis sechs Trainingseinheiten pro Woche erfordert. Inzwischen konnte mehrfach nachgewiesen werden, dass auch bei nur einmaligem Training pro Woche keine Kraft- und Masseverluste zu befürchten sind. Dies gilt insbesondere bei einem ausbelastenden Training [284-287] wie dem HIT.

Mike Mentzer hatte sich stets dafür ausgesprochen, jede Muskelgruppe nur einmal pro Woche zu trainieren. Seit 1998 empfahl er nun, weit fortgeschrittene Athleten sollten nur einmal pro Woche so nach einem Splitprogramm trainieren, dass drei Wochen vergehen, bis die jeweilige Zielmuskulatur erneut trainiert wird. Die Belastungsdichte müsse reduziert werden, damit sich bei extremer Ausbelastungsintensität kein Übertraining einstellt. Die Wirksamkeit eines derart reduzierten Trainingsprogramms ist allerdings noch nicht untersucht worden. Auch wenn es als ausreichend belegt gelten kann, dass durch ein ausbelastendes Training bei einer wöchentlichen Trainingseinheit pro Zielmuskel enorme Zuwächse erzielt werden können, gibt es keinerlei Belege dafür, dass eine Ausdehnung der Regenerationszeit dieses Muskels auf drei Wochen notwendig oder gar leistungsfördernd ist. Diese Ansichten Mentzers werden selbst von Befürwortern des HIT, wie z.B. Dr. Ellington Darden, sehr skeptisch betrachtet und lediglich für Athleten empfohlen, die stark übertrainiert sind [276].

Andererseits muss man in diesem Zusammenhang beachten, dass Mentzer sein HIT-Programm von 1998 ausdrücklich mit dem Hinweis versehen hat, dass es sich hierbei um ein enorm forderndes Training handelt, gedacht für weit fortgeschrittene Athleten, die in der Lage sind, die erforderliche Intensität aufzubringen. Des weiteren empfiehlt Mentzer dieses Programm für stark übertrainierte Personen, die eine radikale Änderung ihres bisherigen Trainingsprogramms benötigen, ihr Trainingsvolumen herunterschrauben und die Regenerationszeiten deutlich erhöhen müssen. Frühere Studien gingen von deutlich geringeren Regenerationszeiten aus als den von Mentzer empfohlenen. Diese Untersuchungen bezogen sich in der Regel jedoch auf konventionelles Krafttraining, nicht auf ein HIT. Inzwischen gibt es Hinweise darauf, dass bei intensiver Beanspruchung die Trainingsdichte tatsächlich weiter reduziert werden muss [338], was die These Mentzers stützen würde.

Festzuhalten bleibt daher, dass eine Steigerung der Ausbelastungsintensität stets mit einer Reduzierung der Trainingsdichte einhergehen muss. Mit anderen Worten: Je intensiver trainiert wird, desto mehr Ruhetage müssen darauf folgen. Was die Berechnung der optimalen Abstände zwischen zwei Trainingseinheiten für denselben Muskel erheblich erschwert, sind die individuellen Unterschiede bezüglich Regenerationsvermögen, Trainingstoleranz, Fähigkeit und Bereitschaft zur vollständigen Ausbelastung etc. Eine allgemeine Richtlinie könnte darin bestehen, dass dopingfreie Athleten nach einer Trainingseinheit vier bis sechs Tage pausieren sollten, bevor der Muskel erneut direkt trainiert wird. Bei einem hochintensivem Training sollte jeder Muskel eher nur einmal pro Woche direkt trainiert werden [133].

Beim HIT eine Muskelgruppe mehr als zweimal pro Woche direkt zu trainieren, davon ist ausdrücklich abzuraten. Dies deuten zumindest die kürzlich veröffentlichten Ergebnisse der Studie von Andreas Greiwing und Prof. Dr. Jürgen Freiwald an, die bei einem dreimal pro Woche ausgeführten Training der Beinstrecker, plus einem zusätzlichen Kraftausdauer-Testtermin, nur geringe Kraftzuwächse nach einem HIT fanden. Es kann nicht ausgeschlossen werden, dass bereits diese drei hochintensiven Sätze, zusammen mit dem bis zum Wiederholungsmaximum ausgeführten Test, bei dem die Beinstrecker somit insgesamt an vier Tagen pro Woche belastet wurden, zu einem Übertraining geführt haben: »Wenn HIT-Systeme eingesetzt werden, sind längere Erholungsphasen vonnöten, als bei Trainingssystemen mit mehreren Sätzen oder auch nur einem Satz.« [295]

2.5 Das HIT als ideale Trainingsform für dopingfreies Bodybuilding

Obwohl bei manchen seiner Protagonisten Doping nicht ausgeschlossen werden kann, wird das HIT seit den 1990er Jahren als ideale Methode des Muskelaufbautrainings für dopingfreie Athleten empfohlen. Die Begründung hierfür ist plausibel: Während der 1950er Jahre vollzog sich beim Bodybuilding ein Wandel vom dreimaligen Ganzkörpertraining pro Woche hin zu einem Volumentraining mit sechs bis zwölf Trainingseinheiten und zahlreichen Sätzen pro Körperregion.

Was die Athleten zuvor niemals hätten bewältigen können, war nun offenbar kein Problem mehr. »Von Bedeutung ist in diesem Zusammenhang, dass in diesen Zeitraum auch die zunehmende Anwendung von Dopingsubstanzen im Bodybuilding fällt.« [289] Es sind zahlreiche Aussagen damaliger Bodybuilder dokumentiert, die von Anabolika als »Stärkungsmitteln« schwärmten, die es ihnen ermöglichten, öfter und länger zu trainieren [40]. Im Sinne der damaligen Trainingsphilosophie bedeutete mehr Training auch einen größeren Muskelzuwachs; das hat die Akzeptanz von Dopingmitteln zweifellos gefördert. Für Athleten, die auf Doping verzichten, ist ein solches Training keinesfalls geeignet; sie landen sehr schnell in der Sackgasse des Übertrainings.

Wie schnell ein hohes Trainingsvolumen das körpereigene Hormonsystem überfordern kann, zeigen die Ergebnisse der einschlägigen Forschungsarbeiten. Dr. Karl Ostrowski und seine Kollegen von der Southern Cross University in Australien fanden bereits bei einem Trainingsvolumen von wöchentlich 12 Sätzen pro Körperpartie »...eine Verschiebung im Verhältnis von Testosteron zu Cortisol (und damit im Verhältnis von anabol zu katabol) bei einigen Personen, die auf ein mögliches Übertraining hindeuten.« [290] Die Probanden dieser Untersuchung waren keine Anfänger, sondern Personen mit längerer, z.T. mehrjähriger Trainingserfahrung, die für große Körperregionen wie die Brust nur 12 Sätze pro Woche absolvierten – also bereits erheblich weniger als 12 Sätze pro Trainingseinheit, wie beim Volumentraining üblich. Damit werden Mentzers frühere Annahmen bestätigt, dass Athleten mit zunehmender Trainingserfahrung intensiver trainieren können und entsprechend mehr Erholungszeit brauchen; ganz einfach weil sie mehr Muskelfasern rekrutieren und sich deshalb stärker verausgaben können als ein Anfänger.

Auch wenn die Auswirkungen unterschiedlicher Trainingsanfordnungen auf den Hormonhaushalt noch nicht abschließend geklärt sind und der Forschungsstand z.T. noch uneinheitlich ist, so lassen sich doch zwei Dinge festhalten: Ein hochintensives Krafttraining führt zu einer höheren Ausschüttung körpereigener anaboler Hormone als ein weniger ausbelastendes Training [291]. Ein zu hohes Trainingsvolumen verschlechtert das Verhältnis anaboler zu kataboler Hormone [290]. Das HIT mit seiner hohen Ausbelastungsintensität und einem sehr niedrigen Trainingsvolumen bietet dagegen ideale Voraussetzungen für eine effektive Stimulierung der Ausschüttung körpereigener anaboler Hormone und damit für den Muskelaufbau.

2.6 Trainingswissenschaftliche Definition des HIT

Trainingswissenschaftlich wird das HIT definiert als eine hochintensive Form des Einsatz-Trainings. In Abgrenzung zum Mehrsatz-Training, bei dem zwei oder mehr Sätze von jeder Übung ausgeführt werden, ist das Einsatz-Training

Abb. 15 Das HIT als hochintensive Version des geringvolumigen Trainings (modifiziert nach Gießing et al. 2005 [2])

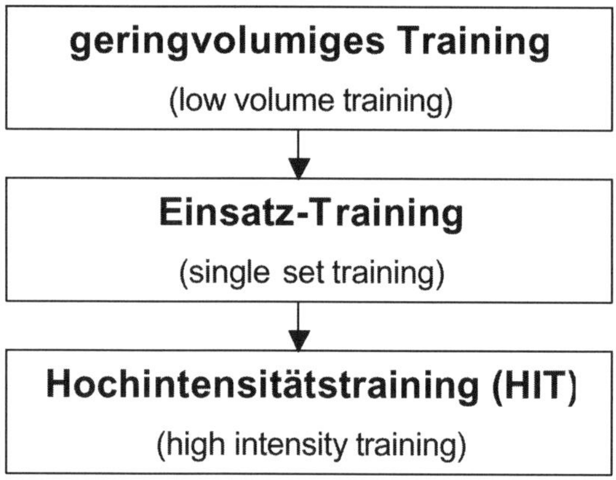

Die sportwissenschaftliche Einordnung des hochintensiven Trainings: Im Bereich des geringvolumigen Trainings stellt das HIT eine hochintensive Form des Einsatz-Trainings dar.

definiert als die Ausführung von nur einem Satz pro Übung, wobei durchaus mehrere Übungen pro Körperregion möglich sind [183]. Aufwärmsätze werden bei beiden Trainingsmethoden nicht mitgerechnet. Beim HIT wird mit einer hohen Ausbelastungsintensität gearbeitet, d.h. die Sätze werden mindestens bis zum Punkt des momentanen Muskelversagens (PmM) oder auch darüber hinaus geführt. Die Frage nach der Effektivität des HIT ist somit im Kontext der Debatte um das Einsatz- versus Mehrsatz-Training zu sehen.

2.6.1 Einsatz- versus Mehrsatz-Training

Wie in meinem Buch »1-Satz-Training« ausführlich beschrieben, wird die früher angenommene Überlegenheit des Mehrsatz-Trainings inzwischen stark in Frage gestellt. Es liegen zahlreiche Studien vor, in denen die Effekte eines Einsatz-Trainings mit denen eines Mehrsatz-Trainings verglichen werden. Etliche Studien kamen zu dem Ergebnis, dass ein Einsatz-Training bei sehr viel geringerem Zeitaufwand vergleichbare Ergebnisse produzieren kann wie ein Mehrsatz-Training, und dies nicht nur bei Anfängern, sondern vor allem bei Fortgeschrittenen [201-219].

Auch die weit verbreitete Einschätzung, ein Satz pro Übung sei ausreichend für Anfänger, während Fortgeschrittene mehrere Sätze von jeder Übung ausführen müssten, um sich weiter zu verbessern, ist nicht haltbar. In mehreren Studien konnte gezeigt werden, dass selbst nach sechs Monaten Training keine nennenswerten Unterschiede zwischen einem Einsatz- und einem Dreisatz-Training festzustellen waren [209, 211, 212].

Prof. Dr. Michael Pollock und sein Team gingen in einer Langzeitstudie noch weiter. Sie ließen ihre Probanden ein Jahr lang jeweils nur einen Satz pro Übung ausführen. Nach einem Jahr verdreifachte die eine Gruppe ihr Trainingsvolumen auf drei Sätze pro Übung, während die andere Gruppe weiterhin nur einen Satz von jeder Übung ausführte. Nach dreizehn weiteren Trainingswochen erzielte die Einsatz-Gruppe noch immer die gleichen Fortschritte wie die Dreisatz-Gruppe [214].

Wie eine aktuelle Metaanalyse, also eine genaue Auswertung der vorliegenden Studien durch den Sportwissenschaftler Dr. Michael Fröhlich zeigt, gibt es keinen signifikanten Unterschied hinsichtlich der Ergebnisse von Einsatz- und Mehrsatz-Training im Muskelaufbau. Schlussfolgerungen aus diesen Studien werden allerdings dadurch erschwert, dass bedeutende Variablen wie z.B. die Intensität oft nicht ausreichend kontrolliert oder dokumentiert wurden [220]. Trotzdem bleibt festzuhalten: In vielen der Studien, in denen beim Einsatz-Training mit einer hohen Ausbelastungsintensität gearbeitet wurde, zeigte es dem Mehrsatz-Training vergleichbare Ergebnisse [222-254].

Obwohl die Ergebnisse dieser Studien also deutliche Hinweise liefern, dass ein Mehrsatz-Training nicht unbedingt der beste Weg zu mehr Kraft- und Muskelmasse sein muss, ist die Einschätzung, dass drei Sätze pro Übung besser seien als nur einer, immer noch weit verbreitet. Die vielen Studien, die belegen, dass bei einer intensiven Ausbelastung ein einziger Satz von jeder Übung völlig ausreichend ist, werden hingegen kaum wahrgenommen. Deshalb muss der Frage nachgegangen werden, warum das Mehrsatz-Training, insbesondere das Dreisatz-Training, als weit überlegen gilt, während die Studien, die Belege für das Gegenteil liefern, häufig ignoriert werden.

2.6.2 Einseitige Interpretation vieler HIT-Studien

Wie schon erwähnt, hat sich die Fitnessbranche innerhalb weniger Jahre zu einem gigantischen Markt entwickelt. Das Konzept des HIT wird aufgrund seiner radikalen Grundsätze (ausgewogene Ernährung statt Unmengen von Nahrungskonzentraten, ein hochintensiver Satz pro Übung statt stundenlangem Training) mitunter als eine Bedrohung der etablierten Systeme betrachtet. Vermutlich wird aus diesem Grund versucht, die Ergebnisse der einschlägigen Studien zu relativieren oder gar zu diskreditieren.

Mitunter wurde sogar unterstellt, das HIT sei lediglich eine Verkaufsstrategie von Arthur Jones, um den Absatz seiner Nautilus-Maschinen voran zu treiben. Dieser Vorwurf kursierte auch noch viele Jahre, nachdem Jones alle Anteile an seinen Firmen verkauft hatte. Prof. Dr. Michael Pollock, dem ehemaligen Präsidenten des American College of Sports Medicine, wurde zwischen den Zeilen sogar Voreingenommenheit unterstellt, weil er mehrere Untersuchungen mit Trainingsgeräten der Firmen »Nautilus« und »MedEx« durchführte, einer weiteren Firma von Arthur Jones, die Geräte für die Rehabilitation und Prophylaxe von Wirbelsäulen- und Knieverletzungen entwikkelte. Wissenschaftliche Belege für die Effizienz des Einsatz-Trainings wurden daher z.T. so kommentiert, es bestehe eine »enge Verbindung« der Firma Nautilus mit der Arbeitsgruppe von Prof. Dr. Pollock [296].

Tab. 17 Kraftgewinne bei verschiedenen Satz- und Wiederholungszahlen, nach Berger (1962)

Sätze	Wiederholungen	Kraftgewinn in US-Pfund
3	6	161,3
1	6	156,1
2	10	155,8
3	2	153,8
3	10	153,1
2	6	152,9

Trotz der zahlreichen Belege für die außerordentliche Wirksamkeit des HIT weigern sich viele Forscher, diese Erkenntnisse anzuerkennen. Ein Kritiker bezeichnete das HIT, ohne es beim Namen zu nennen, als »Pseudo-Wissenschaft und Marketing-Behauptungen« mit denen man versucht habe, die entsprechenden Trainingsgeräte zu verkaufen [297]. Der schwerwiegende Vorwurf der »Pseudo-Wissenschaftlichkeit« wird dabei aber in keiner Weise begründet, die Belege für die Wirksamkeit des HIT mit keiner Silbe erwähnt. Ebenso, dass das HIT nicht an den Gebrauch bestimmter Geräte gebunden ist, im Gegenteil: Die meisten Befürworter des HIT empfehlen Grundübungen mit Lang- und Kurzhanteln und freie Übungen wie Klimmzüge und Dips als wichtige Grundlage des HIT.

Völlig aus dem Blickfeld gerät in diesem Zusammenhang, dass an den von Jones entwickelten Geräten natürlich auch ein Mehrsatz-Training durchgeführt werden kann und diese Geräte selbstverständlich auch beim Volumentraining zum Einsatz kommen [327]. Stattdessen wird gebetsmühlenartig behauptet, es sei seit langer Zeit bewiesen, dass ein Training mit drei Sätzen pro Übung die wirksamste Methode sei. Wenn man hinterfragt, wie diese »seit langem bewiesene Überlegenheit« des Dreisatz-Trainings begründet

Abb. 16 Kraftzuwächse beim Bankdrücken nach Mehrsatz-Training und Einsatz-Training, nach Berger 1962 [222]

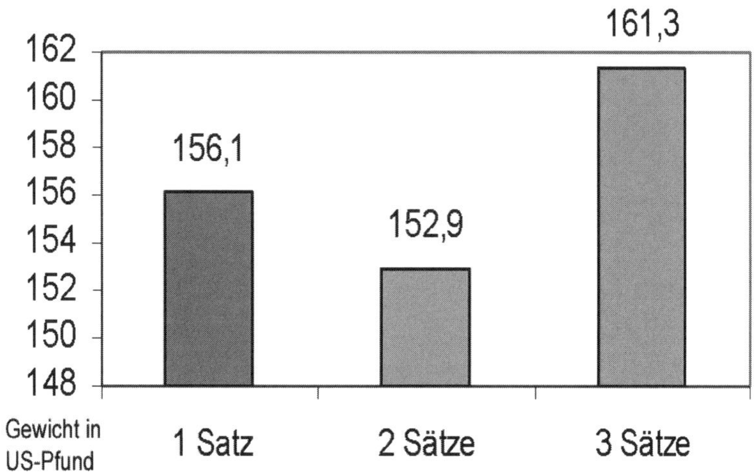

Bei nur einem Satz ergab sich eine Kraftsteigerung auf 156,1 US-Pfund; drei Sätze führten hingegen zu einer Kraftsteigerung auf 161,3 US-Pfund. Aus diesen Ergebnissen der Berger-Studie wird seit 1962 die vermeintliche Überlegenheit des Dreisatz-Trainings abgeleitet.

wird, findet sich in der Regel ein Verweis auf eine Untersuchung aus dem Jahr 1962. So auch bei Campos (2002): Diese Arbeit habe gezeigt, dass »...verglichen mit anderen Satz- und Wiederholungszahlen, drei Sätze von 4-8 Wiederholungen optimale Kraftzuwächse brachten.« [221]

Besagte Studie, von Berger 1962 publiziert, war in der Tat die erste Untersuchung, die sich ausführlich mit der Frage nach der optimalen Satz- und Wiederholungszahl beschäftigte [222], und zwar am Beispiel des Bankdrükkens. Da diese Studie über Jahre hinweg als Beleg für die Überlegenheit des

Abb. 17 Kraftzuwachs nach Dreisatz-Training im Vergleich zum Einsatz-Training, Darstellung der Relation von Mehrzuwachs und Trainingsvolumen; Daten nach Berger 1962 [222]

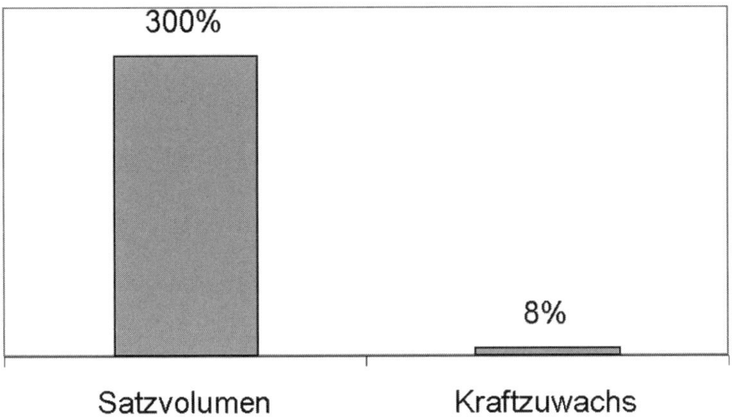

Ist das Dreisatz-Training dem Einsatz-Training wirklich überlegen? Bei veränderter Darstellung der Daten aus der Berger-Studie ergibt sich ein neues Bild: Eine Steigerung des Aufwands von 300 % (dreifaches Satzvolumen beim Dreisatz-Training) erzielt ein mageres Ergebnis in Form einer Kraftsteigerung von nur 8 %.

Mehrsatz-Trainings, insbesondere des Dreisatz-Trainings herhalten musste, ist sie es wert, einmal genau betrachtet zu werden. Dabei zeigt sich nämlich ein sehr interessantes Ergebnis. Tatsächlich wurde der größte Kraftzuwachs in der Gruppe erzielt, die drei Sätze von jeweils sechs Wiederholungen ausführte. Der zweitgrößte Zuwachs wurde jedoch nicht mit zwei Sätzen erzielt, sondern mit nur einem! Deshalb kann keineswegs von einem proportionalen Verhältnis von Satzzahl und Kraftzuwachs gesprochen werden, wie die nebenstehende Tabelle verdeutlicht. In graphischer Form wird in Abb. 16

noch einmal deutlich, dass die Studie keine proportionale Beziehung zwischen Satzzahl und Leistungsgewinn ergab. Bezieht man den Faktor Effizienz in die Betrachtung mit ein, zeigt Abb. 17 sogar, dass eine Erhöhung des Satzvolumens um 300 % eine Steigerung des Ertrages von lediglich 8 % ergab!

2.6.3 Die Bedeutung der Ausbelastungsintensität

Angesichts dieser Zusammenhänge muss die Frage aufgeworfen werden, ob es nicht sinnvoller ist, die Ausbelastungsintensität schrittweise zu erhöhen, statt das Trainingsvolumen um das Dreifache zu steigern. Diese Überlegung ergibt sich wohlgemerkt bereits aus der Untersuchung, die so oft als Beleg für die Überlegenheit des Mehrsatz-Trainings angeführt wird.

Ein wichtiges Argument ist natürlich die Adressatenfrage. Ein Profi-Sportler wird dem Argument der Effizienz einen geringeren Stellenwert beimessen als ein Freizeitsportler, der nur ein begrenztes Zeitbudget zur Verfügung hat. Für einen Leistungssportler kann es durchaus lohnend sein, eine Erhöhung des Aufwandes um 300 % in Kauf zu nehmen, wenn dadurch ein um 8 % höherer Zugewinn erzielt werden kann. Dennoch ist das Effizienzkriterium auch für jene Sportler von Bedeutung, die bereit sind, ein Vielfaches an Trainingszeit zu investieren. Einerseits ist das Kriterium Trainingsvolumen im Hinblick auf die Gefahr des Übertrainings zu beachten und andererseits konkurriert das Krafttraining auch bei den meisten Leistungssportlern mit anderen Trainingsinhalten, so dass gut abgewogen werden muss, wie viel Zeit, Aufwand, Mühe und Anstrengung in welchen Trainingsinhalt investiert wird.

Für den leistungsorientierten Freizeitsportler und den Leistungssportler stellt sich deshalb gleichermaßen die Frage, ob ein höherer Zugewinn eher über eine Erhöhung des Trainingsvolumens oder eine Steigerung der Ausbelastungsintensität erzielt werden sollte. Wie zuvor schon angeführt, konnte man lange Zeit kaum verlässliche Aussagen darüber machen, welche Leistungszuwächse bei einem HIT zu erwarten sind, da in den vorliegenden Studien in der Regel keine Intensitätstechniken zur Anwendung kamen. Einen

Abb. 18 Effektivität von Mehrsatz-Training im Vergleich zu hochintensivem Einsatz-Training, nach Philipp [188]

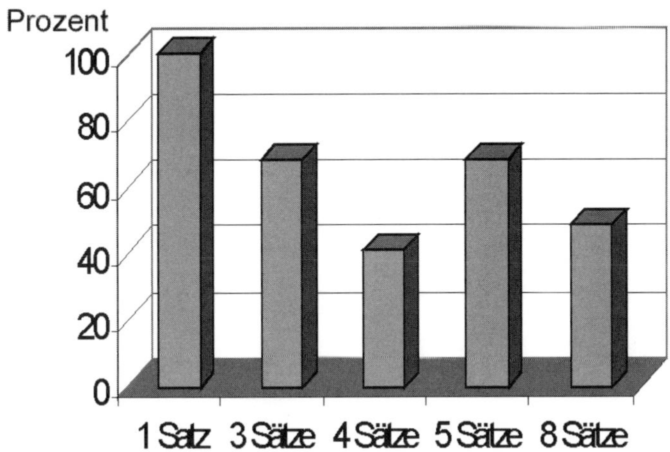

Neue Studien belegen die außerordentliche Effektivität des HIT. Die Grafik zeigt den jeweiligen Kraftzuwachs bei einem, drei, vier, fünf und acht Sätzen. Im Vergleich mit dem hochintensiven Einsatz-Training (100 %) müssen sich alle Mehrsatz-Varianten geschlagen geben.

ersten Hinweis auf die außerordentliche Wirksamkeit des HIT lieferte die Auswertung einer Fallstudie des »Bundestrainers Segeln« in der Disziplin »Finn«, Dr. Malte Philipp. Darin ergaben sich bei einem HIT (ein Satz pro Übung mit Ausbelastung über den PmM hinaus) deutlich größere Kraftgewinne als bei einem weniger ausbelastenden Training über mehrere Sätze [188], wie in Abb. 18 dargestellt.

Auch wenn es unbestritten ist, dass auch ohne maximale Ausbelastung, insbesondere bei Anfängern, sehr gute Kraft- und Muskelzuwächse erzielt

Tab. 18 Ergebnisse von Bührle und Werner [278]

Trainingsgruppe	**Kraftzuwachs** *(isometrische Maximalkraft)*	**Muskelzuwachs** *(Muskelquerschnitts-zunahme im M. trizeps)*
• Maximalkraft: 1-3 Wdh.	18,5 %	9,9 %
• Schnellkraft: 7 Wdh.	17,3 %	10,7 %
• Ausbelastend: 12 WM	20,7 %	17,8 %

werden können, wurde inzwischen mehrfach bewiesen, dass die Kraft- und Muskelzuwächse bei einem ausbelastenden Training besonders hoch ausfallen.

Erst kürzlich wurde wieder eine aussagekräftige Studie hierzu durchgeführt [292], die zu dem Ergebnis kam, dass ein Training bis zum Wiederholungsmaximum und darüber hinaus doppelt so große Kraftzuwächse bewirkte wie ein Training mit doppelt so vielen Sätzen, die nicht bis zum Muskelversagen ausgeführt werden. Diese Untersuchung ist deshalb so aussagekräftig, weil die Ausbelastungsintensität der einzige Unterschied zwischen beiden Versuchsgruppen war; die anderen Faktoren wurden absolut gleichgehalten. Alle Probanden absolvierten die gleiche Anzahl von Wiederholungen im gleichen Zeitraum (13 Minuten und 20 Sekunden).

Alle Probanden trainierten Bankdrücken mit einem Gewicht, das sechs Wiederholungen zuließ (6WM). Wenn in der Ausbelastungsgruppe die sechs Wiederholungen nicht aus eigener Kraft geschafft wurden, half jemand dabei, die restlichen Wiederholungen auszuführen, so dass in diesen Fällen sogar über den PmM hinaus trainiert wurde. Die andere Gruppe absolvierte nur drei Wiederholungen mit 6WM, pausierte und absolvierte dann erneut drei Wiederholungen. Alle Probanden verfügten über mindestens ein halbes Jahr Trainingserfahrung. Die Gruppe, die nicht ausbelastete, erzielte einen

Kraftzuwachs von durchschnittlich 5 %. In der Ausbelastungsgruppe war der Kraftzuwachs mit 10 % doppelt so hoch! Ein Kraftzuwachs von 10 % in einem Zeitraum von nur sechs Wochen ist ein deutliches Ergebnis. Damit bestätigt diese Studie von Prof. Dr. Eric Drinkwater von der Victoria University of Technology in Melbourne und seinen Kollegen vom Australien Institut of Sports einmal mehr, was bereits seit rund 30 Jahren bekannt ist, nämlich dass eine hohe Ausbelastungsintensität beim Krafttraining sehr effizient einen Kraft- und Muskelzuwachs auslöst.

Bereits 1984 wurde eine Untersuchung publiziert, die einen eindeutigen Zusammenhang zwischen Ausbelastungsintensität und Muskelzuwachs zeigte. Prof. Dr. Martin Bührle und Erich Werner teilten ihre Probanden an der Universität Freiburg in drei Trainingsgruppen ein. Die erste Gruppe absolvierte beim Bankdrücken ein Maximalkrafttraining mit einer bis drei Wiederholungen, die zweite ein Schnellkrafttraining mit sieben Wiederholungen und die dritte ein ausbelastendes Training von 12WM. Dabei zeigten sich nach zwölf Wochen die folgenden Kraft- und Muskelquerschnittszunahmen [278], aufgeführt in Tab. 18.

Interessant war außerdem, dass die Ausbelastungsgruppe das geringste Trainingsvolumen von allen absolvierte, nämlich nur drei Sätze im Gegensatz zu fünf bzw. acht Sätzen in den anderen beiden Gruppen.

Prof. Dr. Wolfgang Buskies von der Universität Bayreuth verglich »Sanftes Training nach dem subjektiven Belastungsempfinden versus Training bis zur Ausbelastung« und fand signifikante Kraftsteigerungen in allen Trainingsgruppen. In den Trainingsgruppen »schwer« und »Ausbelastung« waren die Muskelzuwächse offensichtlich am ausgeprägtesten, da das Körpergewicht in allen drei Trainingsgruppen gleich blieb, die Probanden in den Gruppen »schwer« und »Ausbelastung« ihren Körperfettanteil jedoch gleichzeitig signifikant reduzierten, d.h. die Probanden in diesen Gruppen bauten Körperfett ab und fettfreie Körpermasse auf [255].

Zu ähnlichen Ergebnissen kamen der Sportwissenschaftler Andreas Greiwing und seine Kollegen von der Universität Wuppertal. Sie teilten ihre Probanden in zwei Trainingsgruppen ein, wobei die erste nach dem o.g. sanften Krafttraining nach Buskies trainierte und die zweite Trainingsgruppe ihre Sätze bis zur Ausbelastung ausführte. Auch hier zeigten sich größere Zugewinne in der Gruppe, die ausbelastend trainierte: »Beide Trainingsgruppen verbesserten ihre Maximalkraft. Die Gruppe, die ihr Training während der zweiten Hälfte des Trainingsexperiments mit einer mittleren Trainingsintensität weiterführte, erzielte nur noch bei den Übungen Latissimusziehen und Nackendrücken Zuwächse von 3 bzw. 4 Prozent. Bei den Übungen Bankdrükken und Kniebeugen kam es sogar zu einem Rückgang der isometrischen Maximalkraft von 1 bzw. 6 Prozent. Die Trainingsgruppe, die während des Trainingsexperiments jeden Satz bis zur Erschöpfung durchführte, erzielte bei allen Übungen auch in der zweiten Phase des Trainingsexperimentes noch Kraftzuwächse zwischen 7 und 29 Prozent [256].«

Es gibt weitere Belege für die außerordentliche Wirksamkeit des HIT zum Aufbau von Kraft und Muskelsubstanz. Dr. Hubert Remmert und seine Kollegen von der Universität Bochum fanden bei einem HIT-Ganzkörpertraining deutliche Steigerungen der fettfreien Körpermasse, sowohl bei zweimaligem Training pro Woche als auch bei nur einer Trainingseinheit pro Woche [257]. Dabei wurde, wie beim HIT üblich, mit einer betont langsamen und kontrollierten Bewegungsgeschwindigkeit gearbeitet.

Man kann also feststellen, dass das HIT eine äußerst effektive Trainingsmethode zum Aufbau von Muskelkraft und Muskelmasse ist. Bezieht man die dabei benötigte Trainingszeit in die Bewertung mit ein, so erweist sich das HIT als eine hervorragende Methode zum Kraft- und Muskelaufbau.

2.7 Intensitätstechniken

Da beim HIT hochausbelastend trainiert werden muss, kommen entsprechende Intensitätstechniken zum Einsatz, die es ermöglichen, über den Punkt des momentanen Muskelversagens (PmM) hinaus zu trainieren. Diese Methoden werden auch als »High Intensity Training Methods« (HITM) bezeichnet [183]. Zu den bekanntesten Intensitätstechniken gehören:

Abgefälschte Wiederholungen: Diese auch »Cheating« oder »mogelnde Wiederholungen« genannte Technik gehört zu den ältesten und, wie man sich in jedem Fitness-Studio unschwer überzeugen kann, zu den beliebtesten Intensitätstechniken. Sie wurde bereits 1951 in der Zeitschrift *Muscle Builder* beschrieben [298]. Dabei werden zunächst soviele Wiederholungen wie möglich bei korrekter Übungsausführung absolviert. Wenn keine weitere Wiederholung mehr möglich ist, wird die Übungsausführung so modifiziert, dass durch Schwungkräfte oder den zusätzlichen Einsatz anderer Muskeln noch einige weitere Wiederholungen realisiert werden können. Als Intensitätstechnik eignet sich das Abfälschen also nur unter der Voraussetzung, dass erst dann abgefälscht wird, wenn in korrekter Technik keine weiteren Wiederholungen möglich sind [299, 300].

Als intensitätssteigernde Maßnahme im Rahmen eines HIT ist das Abfälschen allerdings nicht geeignet, da es beim HIT gerade auf eine überaus korrekte Übungsausführung ankommt. Außerdem dauert eine Wiederholung beim HIT ca. sieben Sekunden, so dass ein »Schwungholen« das Gegenteil dessen ist, was beim HIT angestrebt wird. Darüber hinaus ist zu beachten, dass ein Abweichen von der korrekten Technik im Hinblick auf mögliche Verletzungen nicht unterschätzt werden darf. Aus diesen Gründen sollte auf das Abfälschen unbedingt verzichtet werden.

Intensivwiederholungen: Intensivwiederholungen werden auch als »Forced Reps« bzw. »erzwungene Wiederholungen« bezeichnet. Dabei lässt sich der Trainierende nach Erreichen des Muskelversagens von einem Trainingspartner gerade soviel helfen, dass noch einige zusätzliche Wiederholungen möglich werden [301]. Bei Übungen wie Konzentrationscurls oder einarmigem Trizepsdrücken über Kopf kann der Trainierende mit der jeweils anderen Hand unterstützen, so dass bei diesen Übungen kein Trainingspartner erforderlich ist. Ein wichtiger Vorteil der Anwendung von Intensivwiederholungen als Intensitätstechnik besteht darin, dass die korrekte Übungsausführung nicht abgefälscht werden muss [302].

Die Qualität von Intensivwiederholungen hängt entscheidend davon ab, ob es dem Trainingspartner gelingt, gerade soviel zu helfen, dass der Trainierende weiterhin die Hauptlast bewältigt. Auch hier gilt: Intensivwiederholungen sollen den Satz intensiver machen, nicht weniger intensiv. Der Trainingspartner darf also erst dann eingreifen, wenn der Trainierende diese Unterstützung wirklich benötigt. Ist diese Abstimmung gewährleistet, sind Intensivwiederholungen eine sehr effektive Maßnahme zur Steigerung der Ausbelastungsintensität.

Teilwiederholungen, auch »Partial Reps« oder »Burns«: Wie die Bezeichnung »Partial« bereits verdeutlicht, werden bei dieser Intensitätstechnik nach Erreichen des Muskelversagens noch einige Teilwiederholungen ausgeführt, wobei der Bewegungsradius, über den die Übung ausgeführt wird, mit fortschreitender Erschöpfung immer weiter verringert wird. Durch diese Art der Übungsausführung werden leicht noch bis zu zehn weitere (Teil-) Wiederholungen möglich, wodurch die Belastung in den laktaziden Bereich hinein verschoben werden kann. Dieser Tatsache verdanken Teilwiederholungen auch die Bezeichnung »Burns«. Erstmals beschrieben wurden Teilwiederholungen als Intensitätstechnik in einem 1966 erschienenen Buch [303]. Da sie leicht auszuführen sind und von ihnen keine große Verletzungsgefahr ausgeht, empfehlen zahlreiche Autoren Teilwiederholungen zur Steigerung der Ausbelastungsintensität [304, 305].

Reduktionssätze sind eine weitere, sehr effektive Möglichkeit zur Steigerung der Ausbelastungsintensität [306]. Dabei wird nach Erreichen des Muskelversagens der Widerstand so weit reduziert, wie erforderlich ist, um noch einige zusätzliche Wiederholungen ausführen zu können [181]. Die Gewichtsreduktion erfolgt je nach Übung auf unterschiedliche Weise. Beim Training an Maschinen wird einfach ein geringerer Widerstand eingestellt. Beim Training mit einer Langhantel werden nach dem Erreichen des Muskelversagens Gewichtsscheiben von beiden Seiten der Hantel abgenommen. Deswegen wird diese Intensitätstechnik auch als »Stripping« bezeichnet. Bei der Verwendung von Kurzhanteln werden die Hanteln abgelegt, wenn keine weitere Wiederholung mehr möglich ist und man nimmt ein leichteres Paar Kurzhanteln. Dies wird dann zwei bis dreimal (»Triple Drops«) oder noch öfter wiederholt. Da man hierbei nach und nach immer leichtere Kurzhanteln von der Hantelablage (»Rack«) nimmt, bezeichnet man diese Vorgehensweise auch als »working down the rack«; man »arbeitet sich die Hantelablage herunter«.

Reduktionssätze sind eine hervorragende Methode, um über den Punkt des momentanen Muskelversagens (PmM) hinaus zu trainieren. Durch die Gewichtsreduktion kann der Satz fortgesetzt und die korrekte Technik beibehalten werden. Die Anwesenheit eines Trainingspartners ist hierzu nicht erforderlich.

Hochintensives Intervalltraining ist eine Intensitätstechnik, die auch als »Rest-Pause-Training« oder »Staggered Sets« bezeichnet wird [321]. Dabei absolviert man zunächst das Wiederholungsmaximum mit dem Trainingsgewicht. Wenn ein Trainingspartner absichert, kann auch bis zum PmM gegangen werden. Anschließend wird das Gewicht kurz abgelegt und man pausiert für einige Sekunden. Danach wird das Gewicht wieder aufgenommen und es werden einige zusätzliche Wiederholungen ausgeführt. Dieser Vorgang kann mehrfach wiederholt werden. Der Vorteil dieser Methode besteht darin, dass man auch ohne Trainingspartner trainieren kann und den Satz trotzdem nicht mit dem Wiederholungsmaximum beenden muss, sondern mehrfach darüber hinausgehen kann.

Wenn das hochintensive Intervalltraining in den in Kapitel 3 aufgeführten Trainingsprogrammen nicht vorkommt, so ist dies als persönliche Wertung des Autors zu sehen. Im Rahmen einer Aufzählung der besten Intensitätstechniken für das HIT darf es aber nicht fehlen.

Supersätze und Verbundsätze: Als Supersatz bezeichnet man die Ausführung zweier Übungen direkt hintereinander, ohne zwischen beiden Übungen zu pausieren. Die Pause zwischen beiden Übungen des Supersatzes ist nur so lang, wie der Athlet braucht, um von der einen zur anderen Übung zu wechseln [307]. Streng genommen, müsste zwischen Supersätzen und Verbundsätzen unterschieden werden. Supersätze bestehen aus einer Kombination zweier Übungen für antagonistische (gegeneinander arbeitende) Muskeln, z.B. Bizeps und Trizeps. Ein Supersatz für die Oberarmmuskulatur könnte zum Beispiel aus einem Satz Armbeugen und einem sich direkt anschließenden Satz Armstrecken bestehen; pausiert wird erst, wenn beide Sätze abgeschlossen sind. Die Kombination zweier Übungen für ein und denselben Muskel, z.B. Bankdrücken und Fliegende Bewegungen für die Brustmuskulatur, ist eigentlich ein Verbundsatz. In der Praxis hat sich jedoch die Bezeichnung »Supersatz« für beide Varianten etabliert.

Supersätze mit Vorermüdung (»Pre-Exhaustion«) sind ein Grundpfeiler des HIT. Diese Methode basiert auf der Annahme, dass große Muskeln wie der M. pectoralis, der M. latissimus oder der M. quadriceps femoris durch die sog. Grundübungen wie Bankdrücken, Latziehen oder Kniebeugen allein nicht maximal ausbelastet werden können, weil die kleineren, an den Grundübungen beteiligten Muskeln bereits ermüdet sind, bevor die großen Muskeln erschöpfend trainiert werden konnten. So geht man z.B. davon aus, dass die relative Schwäche des Trizeps verhindert, dass die Brustmuskulatur beim Bankdrücken optimal belastet wird. Auf der Grundlage dieser Überlegungen entstand eine Trainingsmethode, bei der jeweils eine »vorermüdende« Isolationsübung mit einer Grundübung kombiniert wird [308].

Die elementaren Mehrgelenksübungen wie Kniebeugen oder Klimmzüge werden als Grundübungen bezeichnet, während solche Übungen, die primär den »Zielmuskel« belasten, »Isolationsübungen« genannt werden [309]. Es muß jedoch angemerkt werden, dass eine tatsächlich isolierte Beanspruchung nur eines Muskels in der Realität nicht möglich ist [310].

Das wohl bekannteste Vorermüdungs-Beispiel ist die Kombination von Fliegenden Bewegungen und Bankdrücken für die Brustmuskulatur. Fliegende Bewegungen oder »Butterflies« beanspruchen die Brustmuskulatur, ohne die Trizepse zu erschöpfen, so dass beim anschließenden Bankdrükken eine bereits vorermüdete Brustmuskulatur durch eine relativ leistungsfähige Armmuskulatur unterstützt werden kann. Auf diese Weise stellen die schwächeren Muskeln keine »weak links« mehr dar. Unter »weak links« versteht man die Schwachstellen bei der Übungsausführung, deren Ermüdung die maximale Ausschöpfung der Zielmuskulatur in Frage stellt. So weiß man z.B. aus einschlägigen Untersuchungen, dass Intensität und Effektivität des Brusttrainings ganz entscheidend vom Ermüdungsgrad der Trizepse abhängen [312].

2.8 Das HIT und die Vorermüdung

Ob Verbundsätze mit Vorermüdung als Intensitätstechnik tatsächlich so wirksam sind, wie in der Trainingspraxis vermutet und im Zusammenhang mit dem HIT immer wieder geschrieben wird, wurde vor kurzem erstmals wissenschaftlich untersucht. Dr. Jesper Augustsson und seine Kollegen von der Universität Göteborg in Schweden führten eine Studie an 17 männlichen Probanden mit mehrjähriger Erfahrung im Krafttraining durch [313]. Die Probanden in dieser Untersuchung absolvierten einen klassischen Verbundsatz mit Vorermüdung, bestehend aus einem Satz Beinstrecken und einem direkt im Anschluss ausgeführten Satz an der horizontalen Beinpresse. Die Probanden absolvierten zunächst die vorermüdende Übung mit 10WM bis zum Punkt des momentanen Muskelversagens (PmM), wechselten dann unverzüglich zum Beinpressen und gingen auch bei dieser Übung mit einem Gewicht von 10WM bis zum PmM. Die Ergebnisse zeigen unmissverständlich, dass die Vorermüdung als intensitätssteigernde Technik völlig neu bewertet werden muss.

Die Studie ergab, dass die Vorermüdung das Gegenteil des gewünschten Effekts bewirkte. Die Probanden schafften nach dem vorgeschobenen Satz Beinstrecken nicht nur weniger Wiederholungen als ohne Vorermüdung, sondern verzeichneten auch eine geringere Muskelaktivierung im Zielmuskel. Daraus schließen die Autoren, dass Vorermüdung offensichtlich als Maßnahme zum Aufbau von Kraft und Muskelmasse weniger geeignet sei [313]. Dass in vorermüdetem Zustand weniger Wiederholungen bei der anschlie-

Abb. 19 EMG-Aktivität nach Vorermüdung im M. vastus lateralis, signifikanter Unterschied, nach Augustsson et al. 2004 [313]

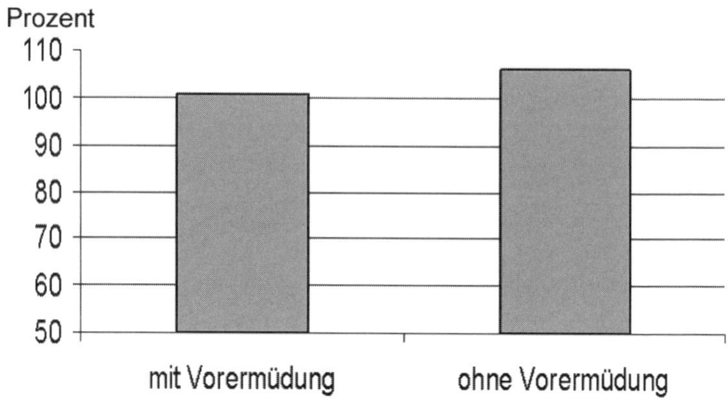

Wie die Grafik zeigt, wird der M. vastus lateralis (der äußere Schenkelmuskel) stärker belastet, wenn keine Vorermüdung stattfindet. Gemessen wurde die elektromyographische Aktivität in Prozent MVIA (Maximal Voluntary Isometric Activation, d.h. in Prozent der maximal möglichen isometrischen Aktivierung).

ßenden Grundübung möglich sind, ist eine logische Konsequenz der vorangegangenen Belastung. Entscheidend ist jedoch, dass die Beanspruchung der Zielmuskulatur (hier demonstriert am Beispiel des M. vastus lateralis und des M. rectus femoris) nach Vorermüdung signifikant geringer ausfällt als ohne. Es zeigt sich somit deutlich, dass die Vorermüdung nicht, wie allgemein vermutet, dazu beiträgt, eine maximale Ausbelastungsintensität beim Training des Zielmuskels zu erzielen, sondern sich vielmehr als hinderlich erweist.

Als mögliche Alternativen zum üblichen Vorermüdungs-Training bieten die Autoren an, die Vorermüdung so auszuführen, dass sie gezielt kleinere,

Abb. 20 EMG-Aktivität nach Vorermüdung im M. rectus femoris, signifikanter Unterschied, nach Augustsson et al. 2004 [313]

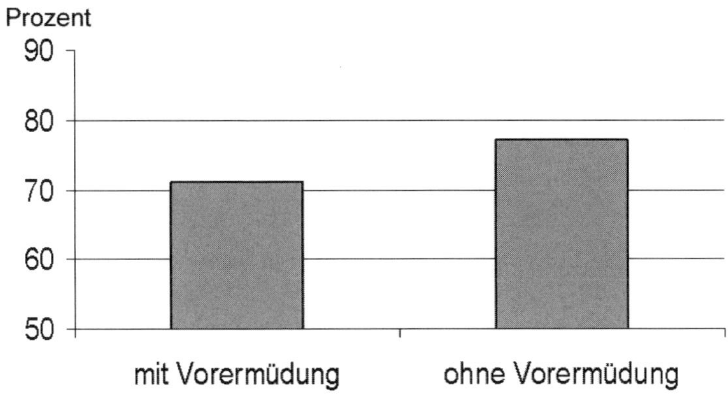

Auch der M. rectus femoris (der gerade Schenkelmuskel) wird ohne Vorermüdung stärker belastet, wie die Messung der elektromyographischen Aktivität in Prozent MVIA ergab (Maximal Voluntary Isometric Activation, d.h. in Prozent der maximal möglichen isometrischen Aktivierung).

unterstützende Muskeln ermüdet statt den Zielmuskel selbst. Des Weiteren verweisen sie auf eine bei Fleck und Kraemer (1997) beschriebene Variante, nämlich die Vorermüdung durch antagonistische Supersätze, d.h. gegeneinander arbeitende Muskeln werden zusammen trainiert [299]. Als Beispiel nennen Augustsson und Kollegen die Kombination von Latziehen und Bankdrücken zu einem antagonistischen Supersatz. Anstelle der von ihnen ausgewählten Kombination von Beinstrecken und Beinpressen, die dem klassischen Vorermüdungs-Training entspricht, könnte ein antagonistischer Supersatz für die Beinmuskulatur aus Beinstrecken und Beinbeugen bestehen.

Genau diese Vorgehensweise wurde in einer anderen Studie analysiert. Maynard und Ebben (2003) befassten sich mit der Effektivität eines antagonistischen Supersatzes bestehend aus Beinstrecken und Beinbeugen [314]. Dazu ließen sie 20 männliche Probanden mit mehrjähriger breitensportlicher Erfahrung im Krafttraining fünf Maximal-Wiederholungen Beinstrecken ausführen. Bei vorangegangener Vorermüdung der Beinbeuger war keine erhöhte EMG-Aktivität des Quadrizeps beim anschließenden Beinstrekken festzustellen. Die Autoren fanden jedoch einen signifikanten Rückgang der Kraftwerte beim Beinstrecken, wenn der Antagonist vorermüdet wurde. Maynard und Ebben raten deshalb von antagonistischen Supersätzen ab: »In anderen Worten, die Vorermüdungen des Antagonisten scheint der Kraftentfaltung des Quadrizeps am meisten entgegenzuwirken ... und legt so eine Begrenzung [des Einsatzes] von antagonistischen Supersätzen nahe.« [314] Wenn also weder die klassische Variante der Vorermüdung des Zielmuskels, noch die antagonistische Vorermüdung die gewünschten Resultate erbringen, gilt es alternative Methoden zu finden.

2.8.1 Nachermüdung statt Vorermüdung

Auch wenn die klassische Variante der Vorermüdung sich nach den nun vorliegenden Erkenntnissen als weniger effektiv herausgestellt hat als ursprünglich angenommen und auch die antagonistische Vorermüdung keine sinnvolle Alternative darstellt, sollte dennoch an der zugrundeliegenden Überlegung festgehalten werden: Das Problem bei der Ausführung von Grundübungen besteht zweifellos darin, dass die relative Schwäche der kleineren an der Bewegung beteiligten Muskeln einen limitierenden Faktor darstellt, der verhindert, dass die Mehrgelenksübung mit maximaler Ausbelastungsintensität durchgeführt werden kann.

Die Brustmuskulatur z.B. kann nicht mehr effektiv mit Bankdrücken trainiert werden, wenn der M. deltoideus und der M. trizeps bereits ermüdet sind, was insbesondere beim Mehrsatz-Training der Fall ist, wenn mehrere

Tab. 19 Sinnvolle Kombinationen zur Nachermüdung

Zielmuskel	**Supersatz**
• M. pectoralis	Bankdrücken & Butterfly
• M. latissimus	Klimmzüge in den Nacken mit schulterweitem Griff & Überzüge mit einer Kurzhantel
• M. quadrizeps	Beinpressen & Beinstrecken
• Mm. ischiocrurales	Kreuzheben mit gestreckten Beinen & Beinbeugen
• M. deltoideus	Frontpressen & Seitheben
• M. trapezius	Rudern aufrecht & Schulterheben
• M. glutaeus maximus	Kreuzheben & Good Mornings

Sowohl die Grundübung als auch die anschließende »Isolationsübung« werden mit 6WM bis 8WM bis zum Punkt des momentanen Muskelversagens ausgeführt. Die Pause zwischen beiden Teilen des Verbundsatzes besteht lediglich aus dem Wechsel vom ersten Teil des Verbundsatzes zum zweiten. Dabei ist stets auf die korrekte Übungsausführung zu achten.

Sätze Bankdrücken ausgeführt werden [312]. Dieser Problematik zu begegnen, indem man Isolations- und Grundübungen zu einem Supersatz kombiniert, ist durchaus als sinnvoller Ansatz zu betrachten. Bei der Vorermüdung wurde lediglich die falsche Reihenfolge gewählt! Sinnvoller ist es vielmehr, zunächst die Grundübung bis zum Punkt des momentanen Muskelversagens zu absolvieren und anschließend zu einer Isolationsübung für den selben Zielmuskel zu wechseln. Die obenstehende Tab. 19 zeigt einige Beispiele für sinnvolle Kombinationen zur Nachermüdung.

Um abzuklären, welche Reihenfolge von Supersätzen (Vor- oder Nachermüdung) für ein Muskelaufbautraining besser geeignet ist, führten mein Kollege Dr. Michael Fröhlich und ich eine entsprechende Untersuchung durch.

Abb. 21 Vorteile der Nachermüdung gegenüber der Vorermüdung, nach Fröhlich & Gießing 2005 [336]

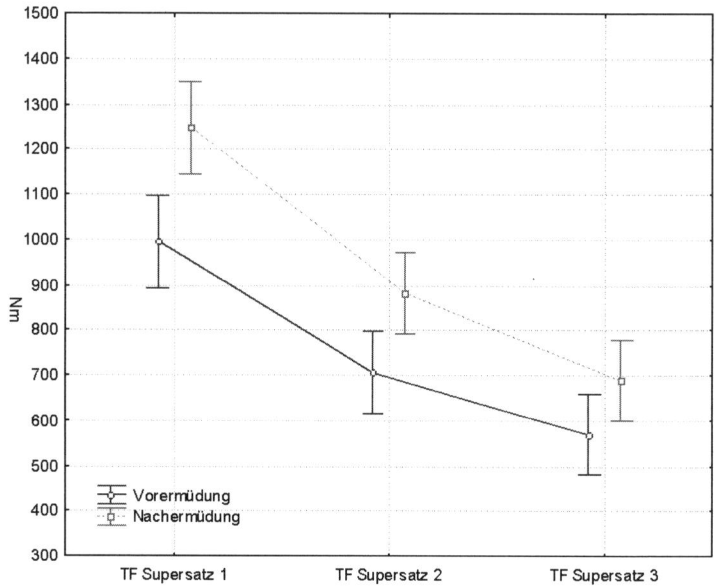

Beim Einsatz von Nachermüdung können höhere Gewichte bewältigt werden als bei der traditionellen Vorermüdung, wie hier am Beispiel des Rückentrainings dargelegt. Gemessen wurde die Total Force (Gewicht x Wiederholungen) bei Supersätzen aus Überzügen und Latziehen. Die Total Force und damit die Muskelbelastung beim Einsatz von Nachermüdung (gestrichelte Linie) fällt bereits bei nur einem Supersatz deutlich höher aus, als bei Vorermüdung (durchgehende Linie). Auch bei Ausführung von zwei und drei Supersätzen erweist sich die Nachermüdung als überlegen.

Bei den Probanden handelte es sich um zwölf fortgeschrittene Athleten mit einem Körpergewicht zwischen 72 und 97 Kilogramm, einem durchschnittlichen Body-Mass-Index von 25,23 und einem Körperfettanteil von 14,7 %; die durchschnittliche Trainingserfahrung betrug 11,8 Jahre. Letzteres ist von besonderer Bedeutung, weil dadurch sog. Lern- und Gewöhnungseffekte sowie koordinative Anpassungen auf neuronaler Ebene, wie sie bei weniger gut trainierten Athleten vorkommen könnten, weitgehend ausgeschlossen werden können.

Alle Probanden absolvierten jeweils drei Supersätze der folgenden Übungen: Beinstrecken und Beinpressen, Überzüge am Kabel und Latziehen, Butterfly und Bankdrücken. Die Pause zwischen beiden Bestandteilen des Supersatzes betrug maximal zehn Sekunden. Nach jedem Supersatz wurde zwei Minuten pausiert, bei den Beinübungen zweieinhalb Minuten. Die Probanden wurden zum ersten Untersuchungstermin je zur Hälfte der Vor- bzw. Nachermüdungsgruppe zugelost. Exakt eine Woche später wurde die zweite Messung durchgeführt, wobei die Vorermüdungsgruppe jetzt Nachermüdung trainierte und umgekehrt.

Das Ergebnis war eindeutig: Wie die Abb. 21 am Beispiel der Rückenmuskulatur zeigt, war die Total Force (Gewicht x Wiederholungen, also die insgesamt bewegte Gewichtslast) bei der Nachermüdung signifikant höher als bei der Vorermüdung.

Ähnliche Ergebnisse zeigten sich beim Vergleich von Vor- und Nachermüdung für die Brustmuskulatur (Supersatz aus Bankdrücken an der Maschine und Butterfly) und die Beine (Supersatz aus Beinpressen und Beinstrecken). Wie die Graphik verdeutlicht, ist die Überlegenheit der Nachermüdung beim ersten Supersatz besonders ausgeprägt. Wenn also nur ein (Super-)Satz von jeder Übung ausgeführt wird, erweist sich die Nachermüdung als die sinnvollere Variante der Intensitätssteigerung im Rahmen eines HIT. Die Vorermüdung hingegen bietet sich an, wenn z.B. wegen einer Verletzung die Grundübungen mit geringerem Gewicht ausgeführt werden sollen, man aber trotzdem mit hoher Ausbelastungsintensität arbeiten möchte.

2.8.2 Nachermüdung mit Intensitätstechniken

Ein weiterer Vorteil der Nachermüdung besteht darin, dass fortgeschrittene Athleten dabei mehrere Intensitätstechniken kombinieren können. Wie die Ergebnisse der Untersuchung von Augustsson et al. (2003) verdeutlicht haben, wäre dies bei der Vorermüdung nicht sinnvoll, weil sich erwiesen hat, dass die Ausbelastungsintensität bei der Ausführung der Grundübung durch die vorausgegangene Erschöpfung beeinträchtigt wurde [313]. Intensitätstechniken bei der vorermüdenden Übung kommen daher nicht in Frage, da sie diesen unerwünschten Effekt noch weiter verstärken würden.

Bei der Nachermüdung hingegen ist die Anwendung von Intensitätstechniken bei beiden Übungen des Supersatzes ohne weiteres möglich. Beim Nachermüdungs-Supersatz für die Brustmuskulatur könnte man nach dem Erreichen des momentanen Muskelversagens (PmM) beim Bankdrücken z.B. noch Intensivwiederholungen anschließen. Steht kein Trainingspartner zur Verfügung, kann das Gewicht reduziert und ein Reduktionssatz angeschlossen werden. Beim anschließenden Kabelziehen oder Butterfly kann nach Erreichen des PmM ebenfalls ein Reduktionssatz ausgeführt werden.

Um es noch einmal zu betonen: Bei allen aufgelisteten Übungen sollte wegen der Verletzungsgefahr auf abgefälschte Wiederholungen verzichtet werden, da jeweils alternative Intensitätstechniken möglich sind. Bei Klimmzügen z.B. können noch einige Intensivwiederholungen ausgeführt werden. Ist dies nicht möglich, bieten sich Teilwiederholungen als Intensitätstechnik an. Dies gilt umso mehr, als sich Teilwiederholungen bei dieser Übung als eine sehr effektive Maßnahme zur Stimulierung des M. latissimus erwiesen haben [199]. Bei den weiter aufgelisteten Kombinationen bieten sich Reduktionssätze und/oder Intensivwiederholungen als Intensitätstechnik an (siehe Tab. 20). Da die Anwendung von Intensitätstechniken auch die Dauer des jeweiligen Satzes verlängert, sollte bereits nach sechs bis sieben Wiederholungen das Muskelversagen erreicht werden, d. h. anstelle der üblichen 12WM bis 15WM sollten die Gewichte auf 6WM bis 7WM erhöht werden. Durch die anschließenden Intensivwiederholungen bzw. Wiederholungen nach Ge-

Tab. 20 Anwendung von Intensitätstechniken

Zielmuskel	Supersatz & Intensitätstechnik	
M. pectoralis	**Bankdrücken** 6WM-7WM, 2 bis 3 Intensivwiederholungen oder Reduktionssatz	**Kabelziehen über Kreuz** 6WM-7WM, Reduktionssatz
M. latissimus	**Klimmzüge zur Brust mit schulterweitem Griff** 6WM-7WM, 5-6 Teilwiederholungen	**Kurzhantel-Überzüge** 6WM-7WM, Reduktionssatz
M. quadrizeps	**Beinpressen** 6WM-7WM, Reduktionssatz	**Beinstrecken** 6WM-7WM, Reduktionssatz
Mm. ischiocrurales	**Kreuzheben mit gestreckten Beinen** 6WM-7WM, Reduktionssatz	**Beinbeugen** 6WM-7WM, Reduktionssatz
M. deltoideus	**Frontpressen** 6WM-7WM Intensivwiederholungen	**Seitheben** 6WM-7WM Reduktionssatz
M. trapezius	**Rudern aufrecht** 6WM-7WM, Reduktionssatz	**Schulterheben** 6WM-7WM, Reduktionssatz
M. glutaeus maximus	**Kreuzheben** 6WM-7WM, Reduktionssatz	**Rückenmaschine** 6WM-7WM, Reduktionssatz

wichtsreduktion erreicht man auf diese Weise die für ein Hypertrophietraining erforderliche Belastungsdauer und -intensität.

2.9 Besonderheiten des HIT

Durch die Anwendung der bisher aufgeführten Intensitätstechniken kann auf effektive und ungefährliche Weise die für ein HIT erforderliche Ausbelastungsintensität erzielt und ein intensiver Wachstumsreiz gesetzt werden.

Wie schon erwähnt, sollte aus zwei Gründen auf die Intensitätstechnik Abfälschen verzichtet werden. Bei unsachgemäßer Anwendung dieser Intensitätstechnik kommt es zu einer Reduzierung der Ausbelastungsintensität anstatt zu einer Erhöhung. Außerdem wird zu Recht vor dem Abfälschen gewarnt, weil abgefälschte Wiederholungen mit hohem Gewicht ein enormes Verletzungsrisiko beinhalten [320]. Sehr viel geeigneter sind Intensitätstechniken wie Intensivwiederholungen, Teilwiederholungen, Reduktionssätze und Supersätze mit Nachermüdung. Zu den Vorteilen dieser Intensitätstechniken gehört, dass sie allesamt in korrekter Technik sowie betont langsam und kontrolliert ausgeführt werden können, was die Effizienz des Trainings erhöht und die Verletzungsgefahr minimiert. Durch den hohen Grad an Ausbelastung, der durch die Anwendung von Intensitätstechniken erzielt werden kann, kommt es neben der Beanspruchung der jeweiligen Zielmuskulatur auch zu einer enormen Belastung des gesamten Organismus. Daher gilt es, die folgenden Punkte zu beachten:

Bei Freihantelübungen sollte immer ein Trainingspartner bereit stehen, um eingreifen zu können, wenn der Trainierende das Gewicht ermüdungsbedingt nicht mehr ablegen kann. Beim Bankdrücken etwa kann es vorkommen, dass der Trainierende das Gewicht zwar noch langsam und kontrolliert auf die Brust absenken, aber nicht mehr so weit hochdrücken kann, um es in der Halterung abzulegen. Wer allein trainiert, sollte die Hantel daher immer rechtzeitig ablegen und kein Risiko eingehen, oder solche Varianten des Bankdrückens wählen, wo bei Ermüdung eine Gefährdung ausgeschlossen werden kann, wie z.B. Bankdrücken an der Smith-Maschine, im Power-Rack oder mit Kurzhanteln.

Generell ist zu beachten, dass beim HIT wesentlich mehr Laktat (Milchsäure) produziert wird als bei weniger ausbelastenden Trainingsformen. Die Produktion von Laktat ist an sich noch kein Problem. Zur Zeit wird untersucht, inwieweit hohe Laktatkonzentrationen sich vielleicht sogar günstig auf ein Muskelwachstum auswirken. Ein unerwünschter Effekt dieser hohen Laktatproduktion besteht jedoch darin, dass es dabei zu einer Beeinträchtigung des Gelenkstoffwechsels kommen kann [315]. Aus diesem Grund sollte im Anschluss an hochintensive Trainingseinheiten eine aktive Regeneration eingeplant werden.

Studien haben gezeigt, dass der Laktatgehalt im Blut sehr wirkungsvoll gesenkt werden kann, wenn die Trainingseinheiten nicht abrupt, sondern durch eine kurze Phase der aktiven Regeneration beendet werden [316-319]. Ein solches gezieltes Abwärmen sollte in einer aeroben Aktivität (z.B. Fahren auf dem Fahrradergometer) bestehen, die über eine Dauer von ca. 15 Minuten bei einer geringen Intensität von 30-50 % der maximalen aeroben Kapazität ausgeführt wird. Die Erholung vom Training wird dadurch beschleunigt und das Ausmaß des zu erwartenden »Muskelkaters« vermindert.

Beim Training sollte unbedingt darauf geachtet werden, dass es nicht zur sog. Pressatmung (»Luft anhalten«) kommt, sondern gleichmäßig geatmet wird. Bei hoher Ausbelastung und gleichzeitiger Pressatmung können systolische Blutdruckspitzen von 300mmHg auftreten [199] (normale Werte liegen unter 130). Für fortgeschrittene Athleten mit gesundem Herz-Kreislaufsystem stellt das in der Regel keine Gefahr dar [322]; Personen mit bestehenden Herz-Kreislauf-Erkrankungen dürfen sich jedoch keinesfalls solchen Belastungen aussetzen. Generell sollte vor der Aufnahme eines hochintensiven Trainingsprogramms durch eine ärztliche Untersuchung abgeklärt werden, ob entsprechende Erkrankungen bestehen.

Die korrekte Atmung bei den langsam durchgeführten Trainingssätzen soll sich »automatisch einstellen«, wie Dr. Ellington Darden empfiehlt. Jeder müsse für sich selbst herausfinden, wie er die Sauerstoffzufuhr am besten regelt. Das ist zu Anfang nicht ganz einfach, da sich die Faustregel »bei Belastung wird ausgeatmet« bei einem mit normaler Geschwindigkeit durchgeführten Satz ganz gut einhalten lässt; aber nicht bei einem HIT. Bei den langsamen Sätzen des HIT-Systems kann z.B. mit der Methode »Ausatmen unter Last« gearbeitet werden; d.h. Einatmen vor dem Anheben des Gewichts, langsam ausatmen während das Gewicht angehoben wird (1. Belastung), erneutes Atemholen, bevor das Gewicht abgesenkt wird und langsames Ausatmen während der negativen Phase der Bewegung (2. Belastung).

Bei sehr langsamen Bewegungen, bzw. sehr schwerer Last können sogar jeweils mehrere kurze Atemzüge während der positiven und der negativen Phase nötig werden. Eine verbindliche Aussage zur Atmung zu treffen, ist wegen der vielen individuell unterschiedlichen Faktoren (Alter, Trainingserfahrung und -gewicht, Zustand der Blutgefäße, Durchblutung der Muskulatur, Lungenvolumen etc.) nicht möglich. Jeder Athlet muss also selbst herausfinden, welche Atemtechnik er für ein HIT am besten einsetzt.

2.10 Anwendung eines HIT in der Trainingspraxis

Nach eingehender Analyse des HIT und seiner zugrunde liegenden Konzeption kann festgehalten werden: Das HIT hat sich als hochwirksame Methode zum Aufbau von Muskelsubstanz in kurzer Zeit erwiesen. Gleichzeitig stellt diese Trainingsform jedoch eine enorme Belastung für den gesamten Organismus dar, was bei der Trainingsplanung berücksichtigt werden muss.

Bereits bevor die außerordentliche Wirksamkeit des HIT durch Ergebnisse trainingswissenschaftlicher Untersuchungen untermauert war, haben Befürworter des HIT wie Jones, Mentzer und Darden aus ihren eigenen positiven Erfahrungen mit dieser Trainingsmethode eine grundsätzliche Überlegenheit des HIT abgeleitet und empfohlen, dem HIT prinzipiell den Vorzug vor einem Volumentraining zu geben. Dabei wird argumentiert, dass das HIT ohne Zweifel das Bessere der beiden konkurrierenden Trainingskonzepte sei und deshalb keine Notwendigkeit bestehe, davon abzuweichen. Auch wenn unbestritten ist, dass ein HIT nach den vorliegenden Ergebnissen als die effizienteste Trainingsform bewertet werden muss, wäre zu untersuchen, ob eine zyklische Anwendung, eine Periodisierung oder sonstige Modifikationen nicht zu noch besseren Ergebnissen führen. Ob es daher sinnvoll ist, ständig nach dem Konzept des HIT zu trainieren, wie die führenden Befürworter Mentzer, Jones und Darden forderten, kann bezweifelt werden.

Auch die Ergebnisse der Untersuchung von Dr. Hubert Remmert und seinen Kollegen von der Universität Bochum deuten darauf hin, dass es sinnvoller wäre, das HIT nur zyklisch anzuwenden. Sie stellten die außerordentliche Wirksamkeit eines hochintensiven Trainings im Hinblick auf Kraft- und Muskelzuwächse fest, selbst wenn nur eine einzige Trainingseinheit pro Woche durchgeführt wird [323]: »Der zentrale Befund der vorliegenden Studie besteht darin, dass bei Durchführung eines hoch ausbelastenden High Intensity Trainings auch nach extrem langen Regenerationszeiten von einer Woche … unverändert hohe Leistungsverbesserungen erzielt werden. Es überrascht, dass sich die Messwerte nicht von denen der Vergleichsgruppe unterscheiden, die doppelt so häufig im Untersuchungszeitraum trainiert hat. Offensichtlich erfordert die durch ein High Intensity Training induzierte enorme neuromuskuläre Erschöpfung mit möglicherweise beachtlicher filamentärer Destruktion die Einplanung großzügig bemessener Erholungszeiträume, die der Organismus für die Wiederherstellung der akut beanspruchten Energiereserven und beschädigten Proteine sowie der neuromuskulären Funktionalität benötigt.«

Damit bestätigt sich, wovon bereits die frühen Befürworter des HIT ausgingen, nämlich dass bereits mit einer einzigen Trainingseinheit HIT pro Woche enorme Muskelzuwächse erzielt werden können. Für die im Anschluss an dieses Kapitel vorgestellten Trainingspläne bedeutet das: Entweder führt man eine »große« oder zwei »kleine« Trainingseinheiten pro Woche durch, wobei die Gesamtzahl der Sätze bei zweimaligem Training nicht oder nur unwesentlich höher liegen sollte als bei einmaligem Training.

Gleichzeitig muss aber auch ein weiteres Ergebnis der o.g. Untersuchung berücksichtigt werden [324]: »Dabei fanden wir eine tendenziell größere Steigerung der Maximalkraftwerte beim 1RM-Bankdrücken und 1RM-Latissimuszug in der ersten Hälfte des Untersuchungszeitraums. Aufgrund der langjährigen Krafttrainingserfahrung sämtlicher Probanden können koordinative Kraftgewinne als Ursache weitgehend ausgeschlossen werden. Vielmehr belegen die Hypertrophie-Indikatoren (Bioimpedanzanalyse und Umfangsmessungen) eine Querschnittsvergrößerung bereits innerhalb der ersten sechs Wochen des Untersuchungszeitraums. Dies spricht für die erstaunlich hohe Wirksamkeit eines High Intensity Trainings schon nach sechs Trainingseinheiten (Gruppe 1). Die tendenziell geringeren Zuwächse in der zweiten Hälfte des Untersuchungszeitraums bei beiden Trainingsgruppen scheinen zudem darauf hinzuweisen, dass bei krafttrainierten Athleten eine Modifikation des Trainings hinsichtlich der Übungsauswahl und/oder der Trainingsmethode nach sechs bis zwölf Wochen erfolgen muss.«

Damit bestätigt sich auch für das HIT, was sich bereits für viele andere Trainingsmethoden herausgestellt hat, nämlich dass es von Vorteil ist, Trainingsprogramme zu variieren und zu periodisieren. Ausgangspunkt für die Forderung nach einer Periodisierung von Trainingsprogrammen waren die Arbeiten des sowjetischen Trainingswissenschaftlers Prof. Dr. Lew Matvejev. Sein in den 1960er Jahren entwickeltes Konzept der Periodisierung, d.h. die Einteilung des Trainings in Perioden unterschiedlicher Belastung, beeinflusste die Trainingsplanung von Sportlern (fast) aller Disziplinen maßgeblich. Im Gegensatz dazu blieb das Bodybuilding davon zunächst unberührt. Aufgrund der Unterscheidung von »Aufbauphase« und »Definitionsphase« gingen viele davon aus, dass dies den Faktor Periodisierung bereits ausreichend berücksichtige.

Prominente Vertreter des frühen HIT lehnten eine Periodisierung sogar gänzlich ab. Zwar wurde eingeräumt, dass es von Zeit zu Zeit sinnvoll sein könne, andere Übungen für eine bestimmte Zielmuskulatur zu wählen, doch weitergehende Modifikationen hielt man für nicht erforderlich. Im Gegenteil:

Man argumentierte, dass das HIT zweifellos die effektivste Trainingsmethode sei und jedes Abweichen vom HIT daher ein Rückschritt sei. Ausnahmen hielt man lediglich nach längeren Trainingspausen oder ähnlichen äußeren Problemen für sinnvoll [9, 13, 108, 150, 157].

Wenn nach einem hochintensiven Training eine ausreichend lange Ruhepause eingelegt werde, so stehe einem Muskelzuwachs nichts im Wege. Da die Superkompensation ein universelles Prinzip sei, gebe es keine Notwendigkeit für Veränderungen. Bei dieser Argumentation wird jedoch nicht berücksichtigt, dass der Organismus auf eine derart hohe Belastung, wie sie ein HIT zweifellos darstellt, vorbereitet werden muss. Zum anderen ist auch plausibel, dass es Umstände gibt, die kein permanentes, hochintensives Training zulassen.

Außerdem gilt es zu berücksichtigen, dass das Modell der Superkompensation zwar sehr anschaulich beschreibt, nach welchem Prinzip trainingsbedingte Adaptationen ablaufen, dass es sich dabei aber um ein idealtypisches Modell handelt, d.h. die Abläufe im Organismus als Ganzes sind wesentlich komplexer, als es das einfache Modell der Superkompensation ausdrücken kann. Der Sportwissenschaftler Prof. Dr. Norbert Olivier hat vor einiger Zeit genau auf diese Problematik hingewiesen: »Die Linearitätsannahme für die Leistungssteigerung nach dem Superkompensationsprinzip und die selbst unter Zulassung von Nichtlinearitäten zu formulierende Kontinuitätsannahme der Leistungssteigerung müssen stark bezweifelt werden.« [325]

Mit anderen Worten: Die ansteigende Kurve, die das Leistungsvermögen darstellt, könnte nach dem Superkompensationsmodell unaufhörlich steigen und einen niemals endenden Leistungs- oder Muskelzuwachs symbolisieren. Dies steht im Widerspruch zu zwei fundamentalen Erkenntnissen der Trainingspraxis. Erstens gibt es offensichtlich ein genetisch bedingtes Limit, wobei man natürlich am Beginn einer sportlichen Laufbahn noch nicht wissen kann, wo dieses liegt. Man kann sich jedoch schrittweise steigern und an die Leistungsgrenze heranarbeiten. Zweitens kommt es bei unveränderten Trainingsreizen irgendwann unweigerlich zu einer Leistungsstagnation,

Abb. 22 Modell der Superkompensation, nach Weineck 1994 [335]

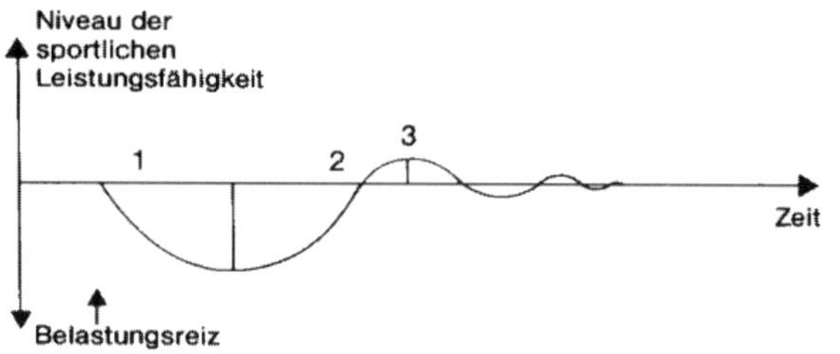

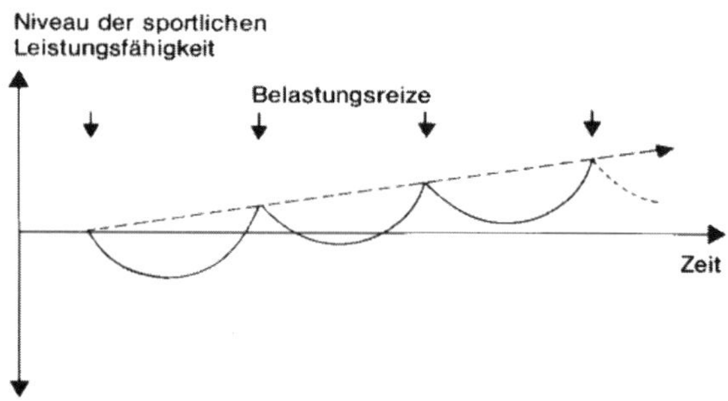

In Anlehnung an Selyes Adaptionsmodell erfolgt im 1. Stadium (Alarmreaktion) als Folge eines Belastungsreizes (Training) zunächst ein Nachlassen der Leistungsfähigkeit. Im 2. Stadium (Gegenreaktion) steigt die Leistungsfähigkeit wieder an, um im 3. Stadium die Ausgangsleistung zu übertreffen. Wird kein neuer Belastungsreiz gesetzt, fällt die Leistung nach einiger Zeit wieder auf das Ausgangsniveau zurück. Wird dagegen im 3. Stadium am Scheitelpunkt der Belastungskurve, also nach ausreichender Erholung und erfolgter Anpassung an die vorangegangene Belastung erneut trainiert, kann auf den zuvor erzielten Erfolgen aufgebaut werden. Das bedeutet: Bei richtig gewähltem zeitlichen Abstand hochintensiver Trainingseinheiten kann eine länger anhaltende Leistungssteigerung erzielt werden.

einem sog. Leistungsplateau. Um dieses zu überwinden, reicht es nicht, einfach die Trainingsgewichte in jeder Trainingseinheit zu steigern und weiterhin hochintensiv zu trainieren. Würde man dies bei einem auftretenden Leistungsplateau tun, wäre Übertraining die logische Konsequenz.

Weiter gibt Prof. Dr. Olivier zu bedenken, dass bei der einfachen Darstellung des Modells der Superkompensation das sog. Heterochronizitäts-Problem nicht beachtet wird. Dieses Problem bezeichnet die Tatsache, dass man nicht davon ausgehen kann, dass alle Organsysteme in gleichem Umfang, gleich schnell und mit der gleichen Belastungstoleranz auf einen Trainingsreiz reagieren.

Es geht daher nicht nur darum, ob sich ein bestimmter Muskel von der vorangegangenen Trainingseinheit erholt und im Sinne der Superkompensation mit Wachstum reagiert hat, sondern auch darum, dass der Organismus insgesamt wieder in einem Zustand ist, in dem ein weiteres Training sinnvoll ist. Hierin liegt einer der großen Vorteile eines gut geplanten HIT, wenn es ausreichend lange Ruhephasen zwischen den Trainingseinheiten berücksichtigt. Wer ausgeruht in das Training geht, kann eine hohe Ausbelastungsintensität erzielen, die dann einen großen Muskelzuwachs bewirkt.

Allerdings kann sich genau dieser Vorteil langfristig zu einem Nachteil entwickeln, nämlich dann, wenn immer nur nach dem Prinzip des HIT trainiert und das Training nicht variiert wird. Denn die hohe Intensität, die das HIT so effektiv macht, birgt stets auch die Gefahr eines Übertrainings, wenn z.B. das ganze Jahr hindurch hochintensiv trainiert wird.

Ein weiterer Aspekt, der für eine periodisierte Anwendung des HIT spricht, ist die verbesserte Kapillarisierung der Muskulatur, die sich durch ein höheres Trainingsvolumen erreichen lässt [326]. Diese verbesserte Kapillarisierung, also die Neubildung kleinster Blutgefäße, bewirkt aufgrund der dadurch verbesserten Versorgung der Muskulatur mit Nährstoffen und Sauerstoff sowie dem besseren Abtransport von Stoffwechselprodukten positive Anpassungen, die sich wiederum günstig auf den Trainingsfortschritt auswirken. Mit anderen Worten: Wer regelmäßig Phasen in sein Training einbaut, in denen er die Intensität etwas reduziert, dafür das Trainingsvolumen erhöht, profitiert davon beim nächsten HIT-Zyklus, weil die Muskulatur besser durchblutet wird, wodurch Regenerationsprozesse begünstigt werden und die Muskulatur, sowie der Organismus insgesamt besser auf den nächsten HIT-Zyklus vorbereitet sind.

Die im folgenden Kapitel beschriebenen Trainingsprogramme berücksichtigen neben allen hier aufgeführten Faktoren deshalb auch die Notwendigkeit zur Periodisierung.

*

KAPITEL 3

HIT-PROGRAMME

3.1 Vorbereitung und Übergang zu einem HIT

Bevor man sich an einem HIT versucht, sollte eine entsprechende Grundlage gegeben sein. Wer bereits über langjährige Trainingserfahrung verfügt, kann nach relativ kurzer Vorbereitungszeit zu diesem Trainingssystem wechseln. Ist das nicht der Fall, ist anzuraten, zunächst ein entsprechendes Grundlagenprogramm auszuführen, wie nachfolgend dargelegt.

Sowohl der Anfänger, als auch der Fortgeschrittene profitieren von einer Periodisierung; damit sind größere Kraft- und Muskelzuwächse zu erwarten, als wenn immer der gleiche Trainingsplan gewählt wird [201, 328-333]. Bei den bisher angewandten Modellen der Trainingsplanung bezog sich die Periodisierung nur auf die Parameter Trainingshäufigkeit, Trainingsvolumen, Höhe der Gewichte, Wiederholungszahlen und Auswahl der Übungen. Wie die zuvor beschriebenen Zusammenhänge verdeutlichen, ist es zwingend notwendig, auch die Ausbelastungsintensität zu variieren, um kontinuierliche Fortschritte erzielen zu können.

3.2 Das Grundlagen-Programm

Für den Trainingsneuling könnte eine Periodisierung der Ausbelastungsintensität so aussehen, dass man während der sechs Wochen dauernden Phase I

Tab. 21 Das Grundlagenprogramm: Wer steigt wo ein?

Je nach Trainingserfahrung muss eine unterschiedlich lange Vorbereitung auf die HIT-Programme erfolgen. Ein Anfänger sollte daher mit dem Grundlagenprogramm bei Stufe I beginnen und sich bis zur Stufe IV vorarbeiten; bei einem erfahrenen Kraftsportler genügt es für den Einstieg in das HIT, nur die Stufe IV auszuführen.

Die Stufen des Grundlagenprogramms

I	Geeignet für Anfänger, die noch nie mit Hanteln trainiert haben; fachkundige Anleitung zum Erlernen der korrekten Übungsausführung empfohlen.
II	Geeignet für Trainingsneulinge, die schon kurzfristig, bzw. unregelmäßig mit Hanteln trainiert haben.
III	Geeignet für fortgeschrittene Kraftsportler, die schon mindestens ein halbes Jahr regelmäßig trainiert haben.
IV	Geeignet für erfahrene Kraftsportler, die schon mindestens ein Jahr regelmäßig trainiert haben.

von jeder Übung drei Sätze ausführt, ohne dabei bis zum Wiederholungsmaximum zu gehen (nWM). Von Woche zu Woche nähert man sich dabei dem Wiederholungsmaximum. So könnte man bei einem Gewicht von 20WM mit 15 Wiederholungen beginnen und ab der zweiten Woche dann jede Woche eine Wiederholung mehr ausführen, bis man am Ende der ersten Phase das Wiederholungsmaximum fast erreicht hat.

Nach einer trainingsfreien Woche folgt die Phase II, in der man dann bis zum Wiederholungsmaximum geht (WM), aber nicht darüber hinaus. Hier werden jeweils zwei Sätze von jeder Übung absolviert. Auch während dieser ersten beiden Phasen muss die Bewegungsausführung sauber und korrekt sein. Die Bewegungsgeschwindigkeit wird bei zunehmender Ausbelastungsintensität reduziert. Während eine Wiederholung in Phase I noch etwa vier Sekunden gedauert hat (zwei Sekunden konzentrisch, zwei Sekunden exzentrisch), sollen die Wiederholungen während Phase II schon fünf Sekunden dauern und in jeder weiteren Phase eine Sekunde länger, bis man beim HIT und sieben Sekunden angekommen ist. Die Phase II stellt für den Anfänger einen guten Übergang und für den bislang nur unregelmäßig Trainierenden einen guten Einstieg in das Einsatz-Training dar (siehe Tab. 21).

In der Phase III, ab der zwölften Woche, erfolgt der Übergang zum Einsatz-Training; jetzt wird jede Übung bis zum Punkt des momentanen Muskelversagens (PmM) ausgeführt. Dabei ist jeweils auf die entsprechende Absicherung zu achten (z.B. Hilfestellung bei Freihantelübungen). Hier wird vier Wochen lang trainiert, gefolgt von einer Erholungswoche ohne Krafttraining. Anfänger und zuvor nur sporadisch Trainierende sollten am Ende dieser dritten Phase die Übungen ebenso wie die langsame Bewegungsausführung sicher beherrschen, ein »Gefühl« für ihren Körper gewonnen haben und den enormen Muskelkater nach einem Einsatz-Training tolerieren können. Der fortgeschrittene Kraftsportler, der bei seiner Vorbereitung auf das HIT mit dieser Phase III beginnt, sollte am Ende der vier Trainingswochen die langsame Bewegungsausführung verinnerlicht haben.

Nach dieser sechzehnwöchigen Vorbereitung beginnt mit der IV. Phase des Grundlagentrainings ein wirklich hochintensives Training. Von jeder Übung wird nur noch ein hochintensiver Satz ausgeführt. Nach dem PmM kommen Intensitätstechniken zum Einsatz, um die Ausbelastungsintensität weiter zu steigern. Dieses Programm wird für vier Wochen beibehalten, dann wird erneut eine trainingsfreie Woche eingelegt. Der Anfänger aus der Phase I hat sich am Ende dieser Phase IV so weit entwickelt, dass ihm ein echtes HIT zugemutet werden kann. Für die später in das Grundlagenprogramm eingestiegenen Athleten gilt dasselbe. Der erfahrene Kraftsportler, dessen kurze Vorbereitung auf das HIT mit dieser Phase endet, sollte sich jetzt ebenfalls auf die bevorstehende Herausforderung eingestellt haben.

Tab. 22 Grundlagentraining I (Woche 1-6)

Geeignet für Anfänger, die noch nie mit Hanteln trainiert haben, fachkundige Anleitung zum Erlernen der korrekten Übungsausführung empfohlen.

Bewegungsgeschwindigkeit pro Wiederholung: 4 Sekunden
Erholungszeit nach jeder Trainingseinheit: 2 Tage
Durchführung: 5 Wochen Training, gefolgt von einer Woche Trainingspause

Übung	Zielmuskulatur	Sätze	Wiederholungen	Ausbelastungsintensität
• Bankdrücken	Brust, vordere Schulter, Trizeps	3	15-20	nWM
• Latziehen mit engem Untergriff	Latissimus, Armbeuger	3	15-20	nWM
• Rudern aufrecht	Trapezius, Schultern, Armbeuger	3	15-20	nWM
• Beinpressen	Beinstrecker, Gesäßmuskeln	3	15-20	nWM
• Kreuzheben*	Ganzkörperübung	3	15-20	nWM
• Wadenheben	Waden	3	15-20	nWM
• Bauchpressen	Bauch	3	15-20	nWM

* Die Übung Kreuzheben sollte unter fachkundiger Anleitung erlernt werden.

Beim Wechsel von einer Phase zur nächsten darf nicht vergessen werden, mit zunehmender Ausbelastungsintensität die Erholungszeit zwischen den Trainingseinheiten zu erhöhen. Mit jeder Erhöhung der Ausbelastungsintensität um eine Stufe muss deshalb ein weiterer Erholungstag zwischen zwei Trai-

Tab. 23 Grundlagentraining II (Woche 7-11)

Geeignet für Trainingsneulinge, die schon kurzfristig, bzw. unregelmäßig mit Hanteln trainiert haben.

Bewegungsgeschwindigkeit pro Wiederholung: 5 Sekunden
Erholungszeit nach jeder Trainingseinheit: 3 Tage
Durchführung: 4 Wochen Training, gefolgt von einer Woche Trainingspause

Übung	Zielmuskulatur	Sätze	Wiederholungen	Ausbelastungsintensität
• Bankdrücken	Brust, vordere Schulter, Trizeps	2	12-15	WM
• Latziehen mit engem Untergriff	Latissimus, Armbeuger	2	12-15	WM
• Rudern aufrecht	Trapezius, Schultern, Armbeuger	2	12-15	WM
• Beinpressen	Beinstrecker, Gesäßmuskeln	2	12-15	WM
• Kreuzheben*	Ganzkörperübung	2	12-15	WM
• Wadenheben	Waden	2	12-15	WM
• Bauchpressen	Bauch	2	12-15	WM

* Die Übung Kreuzheben sollte unter fachkundiger Anleitung erlernt werden.

ningseinheiten eingefügt werden. Es empfiehlt sich, die Erholungsvorgaben der im Weiteren aufgeführten Programme nicht zu ignorieren.

Beim Periodisierungsmodell des Grundlagentrainings wird jeweils das Volumen reduziert, wenn die Ausbelastungsintensität erhöht wird. Gleich-

Tab. 24 Grundlagentraining III (Woche 12-16)

Geeignet für fortgeschrittene Kraftsportler, die schon mindestens ein halbes Jahr regelmäßig trainiert haben.

Bewegungsgeschwindigkeit pro Wiederholung: 6 Sekunden
Erholungszeit nach jeder Trainingseinheit: 4 Tage
Durchführung: 4 Wochen Training, gefolgt von einer Woche Trainingspause

Übung	Zielmuskulatur	Sätze	Wiederholungen	Ausbelastungsintensität
• Bankdrücken	Brust, vordere Schulter, Trizeps	1	8-10	PmM
• Latziehen mit engem Untergriff	Latissimus, Armbeuger	1	8-10	PmM
• Rudern aufrecht	Trapezius, Schultern, Armbeuger	1	8-10	PmM
• Beinpressen	Beinstrecker, Gesäßmuskeln	1	8-10	PmM
• Kreuzheben	Ganzkörperübung	1	8-10	PmM
• Wadenheben	Waden	1	8-10	PmM
• Bauchpressen	Bauch	1	8-10	PmM

zeitig wird die Bewegungsgeschwindigkeit nach und nach reduziert, was ebenfalls zur Intensitätssteigerung beiträgt. Beim Übergang von der dritten zur vierten Phase wird dann bei gleichem Volumen die Ausbelastungsintensität vom PmM zum PmM+ erhöht, so dass sich ein Verhältnis von Intensität, Bewegungsgeschwindigkeit und Volumen ergibt, wie in Tab. 26 dargestellt. Während aller Phasen werden die gleichen Übungen ausgeführt.

Tab. 25 Grundlagentraining IV (Woche 17-21)

Geeignet für erfahrene Kraftsportler, die schon mindestens ein Jahr regelmäßig trainiert haben.

Bewegungsgeschwindigkeit pro Wiederholung: 7 Sekunden
Erholungszeit nach jeder Trainingseinheit: 5 Tage
Durchführung: 4 Wochen Training, gefolgt von einer Woche Trainingspause

Übung	Zielmuskulatur	Sätze	Wiederholungen	Ausbelastungsintensität
• Bankdrücken	Brust, vordere Schulter, Trizeps	1	6-10	PmM+
• Latziehen mit engem Untergriff	Latissimus, Armbeuger	1	6-10	PmM+
• Rudern aufrecht	Trapezius, Schultern, Armbeuger	1	6-10	PmM+
• Beinpressen	Beinstrecker, Gesäßmuskeln	1	6-10	PmM+
• Kreuzheben	Ganzkörperübung	1	6-10	PmM+
• Wadenheben	Waden	1	6-10	PmM+
• Bauchpressen	Bauch	1	6-10	PmM+

Die Übungsauswahl ist dabei nur ein Vorschlag. Generell gilt: Jeder sollte die Übungen wählen, die sich für ihn als effektiv erwiesen haben. Wer eine bestimmte Übung nicht ausführen kann oder möchte, ersetzt sie einfach durch eine ähnliche Übung. So kann z.B. das Beinpressen durch Kniebeugen ersetzt werden. Auf ein »isoliertes« Training der Armbeuger und -strecker wird bei diesem Programm zunächst verzichtet, da diese Muskeln bereits im

Tab. 26 Periodisierung des Grundlagentrainings

Woche:	1-6	7-11	12-16	17-21
• Volumen (Sätze)	24	16	8	8
• Ausbelastungsintensität	nWM	WM	PmM	PmM+
• Kadenz	4	5	6	7
• Ruhetage zwischen den Trainingseinheiten	2	3	4	5

Rahmen der Grundübungen sehr stark und während der ersten Phasen auch mit hohem Volumen beansprucht werden.

Anfänger, die noch nie mit Hanteln trainiert haben, sollten also das gesamte vierstufige Grundlagenprogramm ausführen. Sporadisch Trainierende, Fortgeschrittene und erfahrene Athleten steigen entsprechend später in das Grundlagenprogramm ein. Die Phase II des Grundlagentrainings erfüllt noch einen weiteren Zweck: Sie dient als Erholungstraining zwischen zwei HIT-Programmen, wie sie im Folgenden aufgeführt sind. Bei Ausführung des Phase II-Programms erfolgt eine aktive Regeneration der vom HIT erschöpften Muskeln, indem durch die vergleichsweise hohe Wiederholungszahl dieses Programms eine vermehrte Bildung kleiner Blutgefäße angeregt wird (Kapillarisierung), die für eine verbesserte Sauerstoffversorgung der Muskulatur sorgen. Die moderaten Gewichte und die Ausführung der Übungen lediglich bis zum Wiederholungsmaximum stellen im Gegensatz zur Höchstbelastung beim HIT eine echte Erholung dar. Genau so sollten Sie dieses Regenerationstraining auch sehen und das Gefühl genießen, das Fitness-Studio nur wenig erschöpft zu verlassen. Damit geben Sie Körper und Psyche die Gelegenheit, das vorangegangene HIT-Programm zu verarbeiten. Nach Abschluss des Erholungstrainings, am Ende der sich daran anschließenden trainingsfreien Woche, werden Sie sich mit Vorfreude und frischen Kräften an den nächsten HIT-Zyklus begeben!

Um bei wiederholtem Erholungstraining keine Langeweile aufkommen zu lassen, kann die Phase II auch als Einsatz-Training durchgeführt werden. Dabei erhöht man nicht die Anzahl der Sätze, sondern die Anzahl der Übungen. Anstatt also zwei Sätze Bankdrücken auszuführen, könnte man jeweils einen Satz von zwei verschiedenen Übungen ausführen, z.B. Bankdrükken und Schrägbankdrücken. Da jede Übung andere motorische Einheiten anspricht und durch die Ausführung einer Vielzahl von Übungen zahlreiche motorische Einheiten rekrutiert werden, kann der Organismus so gut auf das nächste HIT vorbereitet werden.

3.3 Hinweise zu den HIT-Programmen

Bevor man intensiv trainiert, sollte man den Körper zunächst »auf Betriebstemperatur« bringen. Das erreicht man am leichtesten durch ein fünf- bis zehnminütiges allgemeines Aufwärmen (z.B. auf dem Fahrradergometer), gefolgt von einem lokalen Aufwärmen. Für dieses lokale Aufwärmen reicht es aus, wenn man die zu trainierende Körperregion durch ein bis zwei leichte Sätze (insgesamt, nicht pro Übung) mit der Hälfte des Gewichtes der Trainingssätze aufwärmt. Ebenso wie bei den anschließenden Trainingssätzen sollte man die Wiederholungen auch bei den Aufwärmsätzen langsam und kontrolliert ausführen.

Im Folgenden werden zunächst einige weniger bekannte Übungen und Übungsausführungen erläutert, dann Hinweise zur Regeneration gegeben und zuletzt verschiedene HIT-Programme vorgestellt, die jeweils nach dem Grad der Ausbelastung in drei Stufen unterteilt werden. In HIT Stufe I wird der PmM einmal überschritten. Bei Intensivwiederholungen lässt man sich nach dem Muskelversagen gerade soviel helfen, dass eine weitere langsame Wiederholung möglich wird. Bei Reduktionssätzen bedeutet dies, dass das Gewicht nach Erreichen des PmM einmal reduziert wird. Beim hochintensiven Intervalltraining wird das Gewicht einmal abgelegt und der Satz einmal verlängert. In Stufe II arbeitet man mit zweifacher Überschreitung des PmM, d.h. zwei Intensivwiederholungen, zwei Gewichtsreduktionen oder zwei verlängerten Intervallen. In Stufe III werden dann für höchste Ausbelastungsintensität die Intensitätstechniken mit Nachermüdung kombiniert.

3.3.1 Erläuterungen zu den Übungen

Bei der Durchführung von Intensivwiederholungen sind verschiedene Dinge zu berücksichtigen: Beim Bankdrücken mit der Langhantel muss der Trainingspartner bereit stehen, um rechtzeitig vor Erreichen des PmM einschreiten zu können. Dazu steht er am Kopfende der Bank und umfasst die Langhantel im Obergriff, damit er die Hantel, falls nötig, ganz allein ablegen kann und sie dem erschöpften Trainierenden nicht aus der Hand rutscht. Wichtig ist auch, dass die Hantel gleichmäßig umfasst wird (gleicher Abstand zum linken wie rechten Rand), damit Druck gleichmäßig ausgeübt wird und der Trainierende nicht aus der Balance gerät. Dies gilt für alle Übungen mit Langhanteln, bei denen Intensivwiederholungen eingesetzt werden.

Beim Bankdrücken mit Kurzhanteln umfasst der Trainingspartner entweder die Handgelenke des Trainierenden oder er unterstützt die Bewegung durch Druck auf dessen Ellenbogen. Diese Variante kann jedoch gefährlich werden, wenn der Trainierende die Hanteln nicht mehr kontrollieren kann. Deshalb sollte bei der Anwendung von Intensivwiederholungen eher auf Langhanteln oder Maschinen zurückgegriffen werden.

Intensivwiederholungen bei Klimmzügen, Dips, Beinheben usw. werden so ausgeführt, dass der Trainingspartner die Knöchel umfasst und die Aufwärtsbewegung durch Anheben der Beine des Athleten gerade soviel unterstützt, dass eine (Stufe I) bis zwei zusätzliche Wiederholungen (Stufe II) möglich werden. Bei einer Kadenz von sieben Sekunden pro Übung und einer angestrebten Wiederholungszahl von fünf bis acht wird die Übungsausführung derart intensiv, dass bei diesen Übungen in der Regel keine Zusatzgewichte erforderlich sind. Wer jedoch selbst bei dieser langsamen Ausführung noch Zusatzgewichte benötigt, sollte sich eine Kurzhantel zwischen die Füße klemmen. Dies funktioniert bei Klimmzügen ebenso gut wie bei Dips und Beinheben und hat den angenehmen Nebeneffekt, dass die erforderliche Körperspannung zur Ausführung der Übung durch das Halten der Kurzhantel noch erhöht wird.

Wenn nicht ausdrücklich anders beschrieben, werden alle Zugübungen (Klimmzüge, Rudern, Latziehen usw.) mit etwa schulterweitem Untergriff ausgeführt. Bei dieser Art der Ausführung befindet sich die Armbeugemuskulatur in ihrer stärksten biomechanischen Position, d.h. sie kann die größte Kraft entfalten. So werden nicht nur die Bizepse am besten gefordert, auch bei den Rückenübungen ergibt sich ein Vorteil, da die Armbeugemuskulatur hier das schwächste Glied darstellt. Mit der aus dem Untergriff resultierenden größeren Kraftentfaltung kann dieser Nachteil verringert werden.

Wenn Übungen an Maschinen nicht möglich sind, weil die entsprechenden Maschinen nicht zur Verfügung stehen, so kann die jeweilige Übung natürlich auch durch eine alternative Übung ersetzt werden, z.B. Rudern vorgebeugt mit einer Langhantel statt Rudern an der Maschine, Überzüge mit einer SZ-Stange auf einer Flachbank statt Überzügen an einer Überzugmaschine usw. Einige weniger bekannte Übungen und Übungsausführungen bedürfen einer kurzen Erklärung:

Klimmzüge mit Parallelgriff: Man fasst die Klimmzugvorrichtung so, dass die Handflächen zueinander zeigen. Wenn nur eine gerade Klimmzugstange zur Verfügung steht, nimmt man einen Parallelgriff (den dreieckigen Griff, der häufig für das sitzende Rudern verwendet wird) und legt ihn über die Stange. Anschließend zieht man das Kinn abwechselnd rechts und links über die Stange. Alternativübung: Latziehen mit Parallelgriff.

Bankdips: Diese Übung wird auch »Liegestütz rücklings« genannt. Dafür werden zwei parallel zueinander stehende Flachbänke benötigt. Man setzt sich auf die eine Bank und legt mit ausgestreckten Beinen die Fersen auf die andere Bank. Die Hände werden neben den Hüften auf die Kante der Bank gestützt und das Gesäß leicht vorgeschoben. Jetzt bewegt man sich aus dem Stütz (bei dem die Arme gestreckt sind) hinunter, bis das Gesäß fast den Boden berührt und drückt sich anschließend wieder in die gestreckte Position zurück. Um die Übung zu erschweren, kann man eine Hantelscheibe oder eine Langhantel auf die Oberschenkel legen. Alternativübung: Dips oder Trizepsdrücken am Kabel.

Bauchpressen: Man liegt auf dem Boden; die Beine werden angehoben, so dass Ober- und Unterschenkel einen 90°-Winkel bilden. Die Beine werden still gehalten, während durch Zug mit den Bauchmuskeln die Schultern soweit wie möglich vom Boden abgehoben werden; die Hände liegen dabei an den Schläfen. Diese Position wird mit kontrahierten Bauchmuskeln einige Sekunden lang gehalten, bevor die Schultern langsam wieder abgesenkt werden. Alternativübung: Bauchpressen an der Maschine oder am Kabel.

Bauchpressen am Kabel: Bei dieser Übung kniet man sich vor einen Zugturm und stellt das Gerät so ein, so dass sich die Stange bei kniender Position knapp über Kopfhöhe befindet. Man greift dann die Stange, zieht sie in den Nacken und beugt den Oberkörper durch Anspannung der Bauchmuskeln nach vorn. In der voll angespannten Position einige Sekunden verharren.

Überzüge am Kabel: Bei Überzügen am Kabel (auch »stehendes Latziehen mit gestreckten Armen« genannt) steht man mit nicht ganz durchgedrückten Knien vor einem hohen Zugturm und umfasst die Latzug-Stange mit etwa schulterweitem Griff. Dann zieht man die Stange mit gestreckten Armen bis vor die Oberschenkel. Die Ellenbogen werden dabei nur leicht angewinkelt, so dass die Bewegung aus der Rückenmuskulatur heraus erfolgt. Alternativübung: Überzüge mit der SZ-Stange auf einer Flachbank.

Wadenheben in der Beinpresse: Eine vorzügliche Wadenübung, die den unteren Rücken entlastet. Man begibt sich dafür in die Beinpresse und stellt die Fußspitzen auf die Trittplatte. Mit gestreckten Beinen drückt man das Gewicht allein durch das Heben und Senken der Fersen. Die Beine bleiben während der gesamten Zeit gestreckt. Alternativübung: Wadenheben im Sitzen oder Stehen, Wadenheben auf einem Bein.

Butterfly: Diese Übung wird an der Butterfly-Maschine ausgeführt, die bestimmt in jedem Studio zu finden ist. Man sitzt aufrecht in der entsprechenden Trainingsmaschine und drückt die beiden Flügel des Geräts mit den Händen vor der Brust zusammen. Alternativübung: Fliegende Bewegungen mit Kurzhanteln auf der Flachbank.

Frontkniebeugen: Die Langhantel liegt bei dieser Kniebeugenvariante nicht auf den Schultern, sondern auf der oberen Brust und wird mit vor der Brust verschränkten Armen gehalten. Dazu muss das Gewicht im Vergleich zu regulären Kniebeugen deutlich reduziert werden. Falls zur Ausführung von Kniebeugen kein Trainingspartner zur Verfügung steht, der Hilfestellung geben könnte, so gibt es einige sichere Alternativen. In einem Power-Rack, über das manche Studios verfügen, lassen sich Kniebeugen auch allein sicher ausführen. Eine weitere Variante wäre die Ausführung von Kniebeugen in einer Smith-Maschine, die zur Grundausrüstung eines jeden Fitness-Studios gehört. Hier sollte allerdings zunächst mit einigen leichten Sätzen geprüft werden, ob sich während oder nach der Übung Schmerzen in den Gelenken einstellen, da die Bewegung in der Smith-Maschine nicht für alle Athleten anatomisch korrekt abläuft. Falls kein Trainingspartner zur Verfügung steht und keine der vorgenannten, sicheren Alternativen möglich ist, sollten Kniebeugen nur bis zum WM ausgeführt werden. Wer in diesem Fall die Ausführung auch ohne Intensitätstechnik erschweren möchte, kann die Bewegung verlangsamen. »Super-Slow« ausgeführte Kniebeugen sind die beste und sicherste »Intensitätstechnik«, wenn allein trainiert wird.

Kurzhantelcurls: Mit der supinierten (gedrehten) Handhaltung wird der Bizeps am stärksten belastet. Dafür empfiehlt sich bei allen Zug- und Ruderübungen, sowie Langhantelcurls der Untergriff. Beim Kurzhantelcurl werden die Hände gedreht, um den Bizeps optimal kontrahieren zu lassen: Der Curl wird begonnen mit herabhängenden Armen. Die Handflächen zeigen zueinander. Während der Aufwärtsbewegung dreht man die Handgelenke so nach innen, dass die Handflächen am Ende der Bewegung nach oben zeigen. Bei der Abwärtsbewegung wird die Drehung entsprechend umgekehrt.

3.3.2 Regeneration

Bei allen hochintensiven Trainingsprogrammen ist darauf zu achten, dass die Frequenz, also die Trainingshäufigkeit, im Vergleich zu anderen Programmen deutlich reduziert werden muss. Drei bis vier Trainingseinheiten pro Woche sind beim HIT weder notwendig noch empfehlenswert. Stattdessen sollte man das HIT auf ein bis zwei Trainingseinheiten pro Woche beschränken. Zusätzlich können noch ein bis zwei aerobe Trainingseinheiten von moderater Intensität ausgeführt werden, um die Ausdauer zu fördern, was sich ebenfalls positiv auf die Regeneration auswirkt. Bei einer Steigerung der Ausbelastungsintensität von Stufe I auf Stufe II, ebenso wie von II auf III sollte jeweils ein zusätzlicher trainingsfreier Tag eingeplant werden. Das bedeutet: Bei einem Ganzkörper-HIT in Stufe I werden nach einer Trainingseinheit mindestens vier Ruhetage eingelegt, in Stufe II dann mindestens sechs und ein HIT der Stufe III sollte grundsätzlich nur einmal pro Woche ausgeführt werden.

Bei den Splitprogrammen darf ein Muskel ebenfalls nur einmal pro Woche trainiert werden. Trotzdem kann es zu mehreren, aber kürzeren Trainingseinheiten pro Woche kommen. Wenn beim Oberkörper-Unterkörper-Split z.B. montags der Oberkörper trainiert wird, spricht nichts dagegen, donnerstags die Beine und am nächsten Montag wieder den Oberkörper zu trainieren. Ähnliches gilt beim Push-Pull-Split. Auch hierbei können montags Brust, Schultern und Trizepse trainiert werden, mittwochs oder donnerstags die Beine und am Wochenende (Samstag oder Sonntag) Rücken und Bizepse. Dann folgen vier trainingsfreie Tage, bevor wieder Brust, Schultern und Trizepse trainiert werden.

Die Empfehlungen bezüglich der Regenerationszeiten sind Richtwerte, die jeder Athlet auf seine eigene Situation anpassen kann – mit der gebotenen Umsicht; beim HIT ist mehr eben nicht besser. Wie verschiedene Untersuchungen gezeigt haben, existieren hinsichtlich des Regenerationsvermögens große individuelle Unterschiede. Hinzu kommen die Lebensumstände des Einzelnen, die ebenfalls großen Einfluss auf die Erholungsfähigkeit haben.

Faktoren, die eine rasche Erholung begünstigen, sind ausreichend Schlaf (empfohlen werden bei intensivem Training mindestens acht Stunden pro Nacht), eine bedarfsgerechte Ernährung mit ausreichender Proteinzufuhr sowie eine insgesamt wenig belastende Lebensweise ohne Stress.

Eine gute Möglichkeit zur Kontrolle der Fortschritte ist das Führen eines Trainingstagebuchs, in das die verwendeten Gewichte, Wiederholungs- und Pausenzeiten sowie das subjektive Befinden eingetragen werden. Zur Bewertung einer Trainingseinheit eignet sich die Leistung (Gewicht und Wiederholungszahl bis zum PmM), die bei der ersten Übung der Trainingseinheit erzielt wird. Wenn die Trainingseinheit also mit Beinpressen beginnt, dann muss sie mit der nächsten Trainingseinheit verglichen werden, bei der Beinpressen als erste Übung ausgeführt wird. Eine Stagnation oder gar ein Rückgang der Trainingsleistungen – schnell erkennbar an den Eintragungen im Trainingstagebuch – sind ein deutlicher Hinweis auf Übertraining.

Ein weiterer wichtiger Indikator in diesem Zusammenhang ist der morgendliche Ruhepuls. Wer über mehrere Wochen direkt nach dem Erwachen den Ruhepuls misst und ihn anschließend im Trainingstagebuch notiert, kann seine Werte vergleichen. Am besten wird der Ruhepuls morgens gleich nach dem Aufwachen, noch im Bett liegend, ermittelt. Dafür werden Zeige- und Mittelfinger einer Hand vorsichtig auf das Handgelenk des anderen Armes gelegt, bis der Puls erfühlt wird. Alternativ kann der Puls auch an der Halsschlagader gemessen werden. Jetzt wird auf die Uhr geschaut und die Herzschläge werden 15 Sekunden lang gezählt. Der ermittelte Wert wird mal Vier genommen, um den Pulsschlag pro Minute zu erhalten. Dieser Wert wird täglich in das Trainingstagebuch eingetragen.

Wenn der Ruhepuls plötzlich um mehrere Schläge höher liegt als üblich, deutet dies auf Übertraining hin. In diesen Fällen sollten unbedingt ein oder zwei zusätzliche Ruhetage zwischen den Trainingseinheiten eingelegt werden, solange bis der morgendliche Ruhepuls den Standardwert wieder erreicht hat. Eines kann in diesem Zusammenhang nicht oft genug betont werden: Eine übertrainierte Muskulatur wächst nicht mehr – egal wie sehr man sich anstrengt, die Mühe ist vergebens! Wenn sich Übertraining einstellt, dann hilft *nur* mehr Ruhe. Wenn dies nach 14 Tagen noch keine Verbesserung bewirkt, muss neben den verlängerten Ruhezeiten zu einer niedrigeren Intensitätsstufe gewechselt werden. Wenn auch das nicht hilft, dann ist eine Trainingspause von wenigstens 14 Tagen erforderlich.

Auch auf die Gefahr hin, mich zu wiederholen – unterschätzen Sie das HIT nicht! Vor allem erfahrenen Athleten unterläuft immer wieder dieser Fehler – sie trainieren einfach zuviel. Es darf nicht vergessen werden, dass einer der Gründe, warum so viele Athleten mit einem HIT-System keine Erfolge verzeichnen konnten, schlicht in einer zu hohen Belastung, sprich zu häufigem Training lag! Also: Geben Sie im Training ihr Bestes, aber ruhen Sie sich danach richtig aus, bevor Sie erneut das Studio aufsuchen.

3.3.3 Besonderheiten der Trainingsprogramme

Im Folgenden werden die Besonderheiten der verschiedenen HIT-Programme kurz erklärt. Die Programme selbst werden der besseren Übersichtlichkeit wegen in der gleichen Reihenfolge am Kapitelende aufgeführt.

3.3.3.1 Ganzkörper-HIT Nr. 1

Das Ganzkörper-HIT Nr. 1 besteht aus 3 Teilprogrammen:

- Ganzkörper-HIT Nr. 1 – Stufe I
- Ganzkörper-HIT Nr. 1 – Stufe II
- Ganzkörper-HIT Nr. 1 – Stufe III

Es handelt sich um ein klassisches HIT-Programm, bei dem in einer Trainingseinheit jeweils der gesamte Körper trainiert wird. Die Intensität steigt mit jeder Stufe weiter an; in Stufe I werden Intensitätstechniken pro Satz nur einmal angewendet, in der Stufe II zweimal. In der Stufe III wird die Intensität auf die Spitze getrieben, alle Übungen werden als Supersatz mit Nachermüdung und einer Intensitätstechnik pro Übung ausgeführt. Entsprechend sind die Erholungszeiten zu gestalten: In der Stufe I sollten vier Ruhetage zwischen den Trainingseinheiten ausreichen. In der Stufe II müssen es bereits fünf Tage sein und in der Stufe III mindestens sechs Tage, bevor erneut trainiert wird. Für dieses Ganzkörper-HIT gilt, ebenso wie für die nachfolgenden HIT-Programme, dass die angegebenen Erholungszeiten als Richtwerte zu verstehen sind: Wenn sich Anzeichen von Übertraining einstellen (siehe oben), dann müssen mehr Ruhetage eingelegt werden.

Wie schon beim Grundlagenprogramm gilt für das Ganzkörper-HIT Nr. 1, (und auch für die nachfolgenden Programme), dass die Erholungszeiten in Form von einer trainingsfreien Woche am Ende des jeweiligen Programms der Vorbereitung auf die nächste Stufe dienen. Sie dürfen nicht leichtfertig ausgelassen werden, um »schneller« zum nächsten Programm zu wechseln. Fügen Sie in der Erholungswoche einige aerobe Trainingseinheiten mit moderater Intensität ein, aber halten Sie sich von den Hanteln fern. Vergessen Sie nicht, dass vom hochintensiven Training nur profitieren kann, wer ausreichend erholt ist. Für alle HIT-Trainingsprogramme gilt: Nach der (kraft-) trainingsfreien Woche am Ende jeder Stufe sollte ein mindestens zwei bis dreiwöchiges Erholungstraining mit höherem Volumen, sowie mit geringem Gewicht und niedrigerer Intensität durchgeführt werden, vorzugsweise das Grundlagenprogramm der Stufe II, wie zuvor dargelegt.

Für kontinuierliche Fortschritte beim Muskelaufbau müssen nicht alle Stufen eines Programms nacheinander ausgeführt werden. Es können auch einzelne Unterprogramme der im Anhang aufgeführten HIT-Programme miteinander kombiniert werden, so z.B. ein Ganzkörper-HIT Nr. 2 Stufe II, gefolgt von einem Erholungstraining der Grundlagenstufe II, an das sich ein Push-Pull-HIT der Stufe II anschließt. Sie sollten die einzelnen HIT-Programme und Stufen nach Ihrer individuellen Situation auswählen. Wer beruflich stark gefordert ist, profitiert eher von einem einfacheren HIT-Programm und einer niedrigen Stufe; wer weniger Anforderungen ausgesetzt ist, kann die komplexeren HIT-Programme in höheren Stufen versuchen.

3.3.3.2 Ganzkörper-HIT Nr. 2

Das Ganzkörper-HIT Nr. 2 besteht aus 3 x 2 Teilprogrammen:

- Stufe I – Trainingseinheit A + B
- Stufe II – Trainingseinheit A + B
- Stufe III – Trainingseinheit A + B

Bei diesem Ganzkörper-HIT Nr. 2 wird ebenfalls in einer Trainingseinheit der gesamte Körper trainiert. Im Gegensatz zum ersten Programm werden jedoch die Übungen für die jeweilige Zielmuskulatur variiert, so dass man zwei unterschiedliche Trainingseinheiten erhält. Die erste Trainingseinheit ist ähnlich aufgebaut wie Trainingsprogramm Nr. 1, die zweite Einheit trainiert die gleiche Zielmuskulatur, jedoch mit anderen Übungen. Beide Einheiten werden am besten abwechselnd ausgeführt, also in Stufe I zunächst Trainingseinheit A, dann folgen vier Ruhetage, bevor es mit Einheit B weitergeht; für die Stufen II und III gilt dasselbe, nur mit verlängerten Ruhezeiten zwischen den Trainingseinheiten (fünf bis sechs Tage in Stufe II und sechs Tage in Stufe III).

3.3.3.3 HIT-Splitprogramm für den Ober- und Unterkörper

Das HIT Splitprogramm besteht aus 3 x 2 Teilprogrammen:

- Stufe I – Trainingseinheit A + B
- Stufe II – Trainingseinheit A + B
- Stufe III – Trainingseinheit A + B

Bei diesem Trainingsprogramm wird die Körpermuskulatur so aufgeteilt, dass in der ersten Trainingseinheit die Oberkörpermuskulatur trainiert wird und in der nächsten die Beine und die Bauchmuskulatur. So erreicht man für die Muskeln eine verlängerte Erholungszeit zwischen den Trainingseinheiten, da jede Körperpartie nur bei jeder zweiten Trainingseinheit direkt belastet wird. Ein besser ausgeruhter Muskel kann stärker belastet werden; das erlaubt einen optimalen Muskelzuwachs. Beide Trainingseinheiten bestehen aus neun Sätzen. Das Volumen ist also gering genug, um jeweils hochintensiv trainieren zu können. Das Splitprogramm stellt weniger Anforderungen an die Erholungsfähigkeit als ein Ganzkörpertraining. Daher kann die Zeit zwischen den Trainingseinheiten verkürzt werden. In Stufe I genügen zwei bis drei Ruhetage, in Stufe II drei bis vier Ruhetage und in Stufe III vier bis fünf Ruhetage.

3.3.3.4 HIT Push-Pull-Training

Das HIT Push-Pull-Training besteht aus 3 x 3 Teilprogrammen:

- Stufe I – Trainingseinheit A + B + C
- Stufe II – Trainingseinheit A + B + C
- Stufe III – Trainingseinheit A + B + C

Bei dieser Split-Variante des HIT werden die Erholungszeiten für die Muskulatur noch einmal verlängert, da jede Körperpartie nur bei jeder dritten Trainingseinheit direkt trainiert wird. An einem Trainingstag werden die Muskeln des Oberkörpers trainiert, die an »drückenden« (engl. push) Bewegungen beteiligt sind, während am zweiten Trainingstag die Muskeln trainiert werden, die bei »ziehenden« (engl. pull) Bewegungen beteiligt sind.

In Trainingseinheit A trainiert man daher die Brust- und Schultermuskulatur, sowie die Trizepse; Rücken und Bizepse dagegen in Trainingseinheit B und die Beine gesondert in Trainingseinheit C.

Wie schon das HIT-Splitprogramm erlaubt auch das Push-Pull-Programm verkürzte Erholungszeiten zwischen den Trainingseinheiten, da es weniger Anforderungen an die Erholungsfähigkeit stellt als ein Ganzkörpertraining. In Stufe I genügen zwei Ruhetage, in Stufe II drei Ruhetage und in Stufe III vier Ruhetage.

3.4 Fazit

Die auf den folgenden Seiten vorgestellten Trainingsprogramme sind Beispiele für ein HIT, bei denen die traditionellen Trainingsmethoden durch neue Erkenntnisse der Trainingsforschung optimiert werden. Bei richtiger Anwendung ist ein HIT unbestritten das effizienteste Trainingsprogramm zum Aufbau von Muskelmasse und Kraft, das es gibt. Bei keiner anderen Trainingsmethode können bei derart geringem Trainingsvolumen solche enormen Zuwächse an Muskelquerschnitt und Kraft erzielt werden. Doch gerade diese Effizienz des hochintensiven Trainings bringt bei langfristiger Anwendung die Gefahr des Übertrainings mit sich. Aus diesem Grund sollte das HIT stets mit Bedacht und nur nach entsprechender Vorbereitung angewandt werden.

Befürworter des HIT verweisen von Zeit zu Zeit auf diese nicht zu leugnende Effizienz des HIT, zitieren den in Studien nachgewiesenen Muskelzuwachs, der durch ein HIT möglich ist und rechnen diese Zuwächse dann proportional auf ein ganzes Jahr hoch (»Kann man in einem Jahr 100 Pfund Muskeln aufpacken?« [337]). Dabei wird übersehen, dass es kaum möglich ist, permanent hochintensiv zu trainieren, ohne ein Übertraining hervorzurufen. Außerdem weiß man aus mehreren Untersuchungen, dass es den Probanden schwer fiel, über einen längeren Zeitraum die Motivation und mentale Bereitschaft für ein derart ausbelastendes Training aufzubringen.

Um von den Vorteilen des HIT optimal profitieren zu können, sollte man daher von vornherein Trainingsphasen einplanen, bei denen die Intensität reduziert und das Volumen leicht erhöht wird. Eine derartige zyklische Anwendung des HIT beugt Übertrainingszuständen vor und sorgt für eine ausgewogene Trainingsgestaltung, bei der auch berücksichtigt wird, dass der Organismus auf so intensive Belastungen, wie es ein HIT darstellt, angemessen vorbereitet werden muss.

Die trainingswissenschaftliche Analyse des HIT im Vergleich zum Volumentraining hat deutlich gezeigt, dass es nicht um die Frage geht »Welche Trainingsmethode ist besser – HIT oder Volumentraining?«, sondern dass es vielmehr vorteilhaft ist, beide Trainingsmethoden sinnvoll aufeinander abzustimmen, um sich die Vorteile beider Methoden zunutze zu machen.

So und durch die Betonung des langsamen und technisch korrekten Trainings, der Anwendung der richtigen Intensitätstechniken einschließlich der Nachermüdung, kann die effektivste aller Trainingsmethoden noch weiter optimiert werden.

Viel Erfolg beim Training!

* * *

Tab. 27 Ganzkörper-HIT Nr. 1 – Stufe I, II, III

Die Gewichte sind so zu wählen, dass nach fünf bis acht Wiederholungen mit einer Kadenz von etwa sieben Sekunden der PmM erreicht wird.

- Stufe I: 4 Tage Erholungszeit nach jeder Trainingseinheit
- Stufe II: 5 Tage
- Stufe III: 6 Tage

Stufe I und II je 5 Wochen Training, gefolgt von einer Woche Trainingspause, in Stufe III 6 Wochen Training, gefolgt von einer Woche Trainingspause.

Stufe I	Intensitätstechnik	Überschreitung des PmM
• Schrägbankdrücken	Partnerhilfe	1 Intensivwiederholung
• Dips	Partnerhilfe	1 Intensivwiederholung
• Klimmzüge	Partnerhilfe	1 Intensivwiederholung
• Kurzhantel-Überzüge	Reduktionssatz	1 Gewichtsreduktion
• Beinpressen	Reduktionssatz	1 Gewichtsreduktion
• Kreuzheben	Reduktionssatz	1 Gewichtsreduktion
• Wadenheben in der Beinpresse	Reduktionssatz	1 Gewichtsreduktion
• Kurzhantelcurls	Reduktionssatz	1 Gewichtsreduktion
• Bauchpressen	Reduktionssatz	1 Gewichtsreduktion

Stufe II	Intensitätstechnik	Überschreitung des PmM
• Schrägbankdrücken	Partnerhilfe	2 Intensivwiederholungen
• Dips	Partnerhilfe	2 Intensivwiederholungen
• Klimmzüge	Partnerhilfe	2 Intensivwiederholungen
• Kurzhantel-Überzüge	Reduktionssatz	2 Gewichtsreduktionen
• Beinpressen	Reduktionssatz	2 Gewichtsreduktionen
• Kreuzheben	Reduktionssatz	2 Gewichtsreduktionen
• Wadenheben in der Beinpresse	Reduktionssatz	2 Gewichtsreduktionen

Tab. 27 Ganzkörper-HIT Nr. 1 – Stufe I, II, III, Fortsetzung

• Kurzhantelcurls	Reduktionssatz	2 Gewichtsreduktionen
• Bauchpressen	Reduktionssatz	2 Gewichtsreduktionen

Stufe III	**Intensitätstechnik**	**Überschreitung des PmM**
1. Supersatz		
• Schrägbankdrücken	Partnerhilfe	1 Intensivwiederholung
• Butterfly	Reduktionssatz	1 Gewichtsreduktion
2. Supersatz		
• Beinpressen	Reduktionssatz	1 Gewichtsreduktion
• Beinstrecken	Reduktionssatz	1 Gewichtsreduktion
3. Supersatz		
• Klimmzüge mit schulterweitem Obergriff	Partnerhilfe	1 Intensivwiederholung
• Kurzhantel-Überzüge	Reduktionssatz	1 Gewichtsreduktion
4. Supersatz		
• Kreuzheben	Reduktionssatz	1 Gewichtsreduktion
• Beinbeugen	Reduktionssatz	1 Gewichtsreduktion
5. Supersatz		
• Dips	Partnerhilfe	1 Intensivwiederholung
• Trizepsdrücken	Reduktionssatz	1 Gewichtsreduktion
6. Supersatz		
• Klimmzüge mit engem Untergriff	Partnerhilfe	1 Intensivwiederholung
• Kurzhantelcurls	Reduktionssatz	1 Gewichtsreduktion

Tab. 28 Ganzkörper-HIT Nr. 2 – Stufe I – A + B

Die Gewichte sind so zu wählen, dass nach fünf bis acht Wiederholungen mit einer Kadenz von etwa sieben Sekunden der PmM erreicht wird.
Erholungszeit nach jeder Trainingseinheit: 4 Tage
Durchführung: 5 Wochen Training, gefolgt von einer Woche Trainingspause

Trainingseinheit A	Intensitätstechnik	Überschreitung des PmM
• Dips	Partnerhilfe	1 Intensivwiederholung
• Latziehen	Reduktionssatz	1 Gewichtsreduktion
• Langhantel-Rudern	Reduktionssatz	1 Gewichtsreduktion
• Beinpressen	Reduktionssatz	1 Gewichtsreduktion
• Beinbeugen	Reduktionssatz	1 Gewichtsreduktion
• Wadenheben in der Beinpresse	Reduktionssatz	1 Gewichtsreduktion
• Kurzhantelcurls	Reduktionssatz	1 Gewichtsreduktion
• Bauchpressen	Reduktionssatz	1 Gewichtsreduktion

Trainingseinheit B	Intensitätstechnik	Überschreitung des PmM
• Klimmzüge	Partnerhilfe	1 Intensivwiederholung
• Maschinen-Rudern	Reduktionssatz	1 Gewichtsreduktion
• Bankdrücken	Partnerhilfe	1 Intensivwiederholung
• Rudern aufrecht	Reduktionssatz	1 Gewichtsreduktion
• Kreuzheben	Reduktionssatz	1 Gewichtsreduktion
• Wadenheben stehend	Reduktionssatz	1 Gewichtsreduktion
• Langhantelcurls	Reduktionssatz	1 Gewichtsreduktion
• Bankdips	Partnerhilfe	1 Intensivwiederholung
• Beinheben hängend	Partnerhilfe	1 Intensivwiederholung

Tab. 29 Ganzkörper-HIT Nr. 2 – Stufe II – A + B

Die Gewichte sind so zu wählen, dass nach fünf bis acht Wiederholungen mit einer Kadenz von etwa sieben Sekunden der PmM erreicht wird.
Erholungszeit nach jeder Trainingseinheit: 5 Tage
Durchführung: 5 Wochen Training, gefolgt von einer Woche Trainingspause

Trainingseinheit A	Intensitätstechnik	Überschreitung des PmM
• Schrägbankdrücken	Partnerhilfe	2 Intensivwiederholungen
• Dips	Partnerhilfe	2 Intensivwiederholungen
• Latziehen	Reduktionssatz	2 Gewichtsreduktionen
• Langhantel-Rudern	Reduktionssatz	2 Gewichtsreduktionen
• Beinpressen	Reduktionssatz	2 Gewichtsreduktionen
• Beinbeugen	Reduktionssatz	2 Gewichtsreduktionen
• Wadenheben in der Beinpresse	Reduktionssatz	2 Gewichtsreduktionen
• Bauchpressen	Reduktionssatz	2 Gewichtsreduktionen

Trainingseinheit B	Intensitätstechnik	Überschreitung des PmM
• Klimmzüge	Partnerhilfe	2 Intensivwiederholungen
• Maschinen-Rudern	Reduktionssatz	2 Gewichtsreduktionen
• Bankdrücken	Partnerhilfe	2 Intensivwiederholungen
• Rudern aufrecht	Reduktionssatz	2 Gewichtsreduktionen
• Kreuzheben	Reduktionssatz	2 Gewichtsreduktionen
• Wadenheben stehend	Reduktionssatz	2 Gewichtsreduktionen
• Langhantelcurls	Reduktionssatz	2 Gewichtsreduktionen
• Bankdips	Partnerhilfe	2 Intensivwiederholungen

Tab. 30 Ganzkörper-HIT Nr. 2 – Stufe III – A + B

Die Gewichte sind so zu wählen, dass nach fünf bis acht Wiederholungen mit einer Kadenz von etwa sieben Sekunden der PmM erreicht wird.
Erholungszeit nach jeder Trainingseinheit: 6 Tage
Durchführung: 6 Wochen Training, gefolgt von einer Woche Trainingspause (Trainingseinheit A und B werden jeweils 3x ausgeführt).

Trainingseinheit A	Intensitätstechnik	Überschreitung des PmM
1. Supersatz		
• Schrägbankdrücken	Partnerhilfe	1 Intensivwiederholung
• Fliegende Bewegungen	Reduktionssatz	1 Gewichtsreduktion
2. Supersatz		
• Langhantel-Rudern	Reduktionssatz	1 Gewichtsreduktion
• Überzüge am Kabel	Reduktionssatz	1 Gewichtsreduktion
3. Supersatz		
• Dips	Partnerhilfe	1 Intensivwiederholung
• Trizepsdrücken am Kabel	Reduktionssatz	1 Gewichtsreduktion
4. Supersatz		
• Kniebeugen	Partnerhilfe	1 Intensivwiederholung
• Beinstrecken	Reduktionssatz	1 Gewichtsreduktion
5. Supersatz		
• Latziehen	Reduktionssatz	1 Gewichtsreduktion
• Kurzhantelcurls	Reduktionssatz	1 Gewichtsreduktion

Tab. 30 Ganzkörper-HIT Nr. 2 – Stufe III – A + B, Fortsetzung

6. Supersatz		
• Schulterheben	Reduktionssatz	1 Gewichtsreduktion
• Seitheben vorgebeugt	Reduktionssatz	1 Gewichtsreduktion

Trainingseinheit B	Intensitätstechnik	Überschreitung des PmM
1. Supersatz		
• Klimmzüge mit weitem Obergriff	Partnerhilfe	1 Intensivwiederholung
• Kurzhantel-Überzüge	Reduktionssatz	1 Gewichtsreduktion
2. Supersatz		
• Bankdrücken	Partnerhilfe	1 Intensivwiederholung
• Fliegende Bewegungen	Reduktionssatz	1 Gewichtsreduktion
3. Supersatz		
• Kreuzheben	Reduktionssatz	1 Gewichtsreduktion
• Beinbeugen	Reduktionssatz	1 Gewichtsreduktion
4. Supersatz		
• Nackendrücken	Reduktionssatz	1 Gewichtsreduktion
• Seitheben	Reduktionssatz	1 Gewichtsreduktion
5. Supersatz		
• Beinpressen	Reduktionssatz	1 Gewichtsreduktion
• Wadenheben an der Beinpresse	Reduktionssatz	1 Gewichtsreduktion
6. Supersatz		
• Beinheben	Partnerhilfe	1 Intensivwiederholung
• Bauchpressen	Reduktionssatz	1 Gewichtsreduktion

Tab. 31 HIT-Splitprogramm – Stufe I – A + B

Die Gewichte sind so zu wählen, dass nach fünf bis acht Wiederholungen mit einer Kadenz von etwa sieben Sekunden der PmM erreicht wird.
Erholungszeit nach jeder Trainingseinheit: 2-3 Tage
Durchführung: 5 Wochen Training, gefolgt von einer Woche Trainingspause

A – Oberkörper	Intensitätstechnik	Überschreitung des PmM
• Bankdrücken	Partnerhilfe	1 Intensivwiederholung
• Dips	Partnerhilfe	1 Intensivwiederholung
• Klimmzüge mit schulterweitem Untergriff	Partnerhilfe	1 Intensivwiederholung
• Maschinen-Rudern	Reduktionssatz	1 Gewichtsreduktion
• Überzüge am Kabel	Reduktionssatz	1 Gewichtsreduktion
• Schulterheben	Reduktionssatz	1 Gewichtsreduktion
• Scott-Curls	Partnerhilfe	1 Intensivwiederholung
• Bankdips	Reduktionssatz	1 Gewichtsreduktion

B – Unterkörper	Intensitätstechnik	Überschreitung des PmM
• Beinstrecken	Reduktionssatz	1 Gewichtsreduktion
• Beinpressen	Reduktionssatz	1 Gewichtsreduktion
• Beinbeugen	Reduktionssatz	1 Gewichtsreduktion
• Kreuzheben mit leicht gebeugten Knien	Reduktionssatz	1 Gewichtsreduktion
• Wadenheben stehend	Reduktionssatz	1 Gewichtsreduktion
• Wadenheben sitzend	Reduktionssatz	1 Gewichtsreduktion
• Bauchpressen am Kabel	Reduktionssatz	1 Gewichtsreduktion

Tab. 32 HIT-Splitprogramm – Stufe II – A + B

Die Gewichte sind so zu wählen, dass nach fünf bis acht Wiederholungen mit einer Kadenz von etwa sieben Sekunden der PmM erreicht wird.
Erholungszeit nach jeder Trainingseinheit: 3-4 Tage
Durchführung: 5 Wochen Training, gefolgt von einer Woche Trainingspause

A – Oberkörper	Intensitätstechnik	Überschreitung des PmM
• Bankdrücken	Intensivwiederholung	2 Intensivwiederholungen
• Dips	Partnerhilfe	2 Intensivwiederholungen
• Klimmzüge mit schulterweitem Untergriff	Partnerhilfe	2 Intensivwiederholungen
• Maschinen-Rudern	Reduktionssatz	2 Gewichtsreduktionen
• Überzüge am Kabel	Reduktionssatz	2 Gewichtsreduktionen
• Schulterheben	Reduktionssatz	2 Gewichtsreduktionen
• Scott-Curls	Partnerhilfe	2 Intensivwiederholungen

B – Unterkörper	Intensitätstechnik	Überschreitung des PmM
• Beinstrecken	Reduktionssatz	2 Gewichtsreduktionen
• Beinpressen	Reduktionssatz	2 Gewichtsreduktionen
• Beinbeugen	Reduktionssatz	2 Gewichtsreduktionen
• Kreuzheben mit leicht gebeugten Knien	Reduktionssatz	2 Gewichtsreduktionen
• Wadenheben stehend oder sitzend	Reduktionssatz	2 Gewichtsreduktionen
• Bauchpressen am Kabel	Reduktionssatz	2 Gewichtsreduktionen

Tab. 33 HIT-Splitprogramm – Stufe III – A + B

Die Gewichte sind so zu wählen, dass nach fünf bis acht Wiederholungen mit einer Kadenz von etwa sieben Sekunden der PmM erreicht wird.
Erholungszeit nach jeder Trainingseinheit: 4-5 Tage
Durchführung: 6 Wochen Training, gefolgt von einer Woche Trainingspause

Trainingseinheit A	Intensitätstechnik	Überschreitung des PmM
1. Supersatz		
• Schrägbankdrücken	Partnerhilfe	1 Intensivwiederholung
• Fliegende Bewegungen auf der Schrägbank	Reduktionssatz	1 Gewichtsreduktion
2. Supersatz		
• Enges Bankdrücken	Partnerhilfe	1 Intensivwiederholung
• Trizepsdrücken	Reduktionssatz	1 Gewichtsreduktion
3. Supersatz		
• Klimmzüge mit schulterweitem Untergriff	Partnerhilfe	1 Intensivwiederholung
• Langhantel-Überzüge	Reduktionssatz	1 Gewichtsreduktion
4. Supersatz		
• Maschinen-Rudern	Reduktionssatz	1 Gewichtsreduktion
• Schulterheben	Reduktionssatz	1 Gewichtsreduktion
5. Supersatz		
• Nackendrücken	Reduktionssatz	1 Gewichtsreduktion
• Seitheben	Reduktionssatz	1 Gewichtsreduktion

Tab. 33 HIT-Splitprogramm – Stufe III – A + B, Fortsetzung

6. Supersatz		
• Latziehen mit engem Untergriff	Reduktionssatz	1 Gewichtsreduktion
• Langhantelcurls	Reduktionssatz	1 Gewichtsreduktion

Trainingseinheit B	**Intensitätstechnik**	**Überschreitung des PmM**
1. Supersatz		
• Kniebeugen	Partnerhilfe	1 Intensivwiederholung
• Beinstrecken	Reduktionssatz	1 Gewichtsreduktion
2. Supersatz		
• Kreuzheben	Reduktionssatz	1 Gewichtsreduktion
• Beinbeugen	Reduktionssatz	1 Gewichtsreduktion
3. Supersatz		
• Front-Kniebeugen	Reduktionssatz	1 Gewichtsreduktion
• Beinpressen	Reduktionssatz	1 Gewichtsreduktion
4. Supersatz		
• Wadenheben sitzend	Reduktionssatz	1 Gewichtsreduktion
• Beinbeugen	Reduktionssatz	1 Gewichtsreduktion
5. Supersatz		
• Beinheben hängend	Partnerhilfe	1 Intensivwiederholung
• Bauchpressen am Kabel	Reduktionssatz	1 Gewichtsreduktion

Tab. 34 Push-Pull-HIT – Stufe I – A + B + C

Die Gewichte sind so zu wählen, dass nach fünf bis acht Wiederholungen mit einer Kadenz von etwa sieben Sekunden der PmM erreicht wird.
Erholungszeit nach jeder Trainingseinheit: 2 Tage
Durchführung: 5 Wochen Training, gefolgt von einer Woche Trainingspause

Einheit A (push)	Intensitätstechnik	Überschreitung des PmM
• Bankdrücken	Reduktionssatz	1 Gewichtsreduktion
• Schrägbankdrücken	Reduktionssatz	1 Gewichtsreduktion
• Fliegende Bewegungen	Reduktionssatz	1 Gewichtsreduktion
• Dips	Partnerhilfe	1 Intensivwiederholung
• Seitheben	Reduktionssatz	1 Gewichtsreduktion
• Trizeps-Kickbacks	Reduktionssatz	1 Gewichtsreduktion

Einheit B (pull)	Intensitätstechnik	Überschreitung des PmM
• Klimmzüge mit schulterweitem Obergriff	Partnerhilfe	1 Intensivwiederholung
• Klimmzüge mit Parallelgriff	Partnerhilfe	1 Intensivwiederholung
• Maschinen-Rudern	Reduktionssatz	1 Gewichtsreduktion
• Schulterheben	Reduktionssatz	1 Gewichtsreduktion
• Kurzhantelcurls	Reduktionssatz	1 Gewichtsreduktion
• Beinheben hängend	Reduktionssatz	1 Gewichtsreduktion

Tab. 34 Push-Pull-HIT – Stufe I – A + B + C, Fortsetzung

Einheit C (push/pull)	Intensitätstechnik	Überschreitung des PmM
• Kniebeugen	Partnerhilfe	1 Intensivwiederholung
• Beinpressen	Reduktionssatz	1 Gewichtsreduktion
• Kreuzheben	Reduktionssatz	1 Gewichtsreduktion
• Beinstrecken	Reduktionssatz	1 Gewichtsreduktion
• Beinbeugen	Reduktionssatz	1 Gewichtsreduktion
• Wadenheben sitzend oder stehend	Reduktionssatz	1 Gewichtsreduktion

Tab. 35 Push-Pull-HIT – Stufe II – A + B + C

Die Gewichte sind so zu wählen, dass nach fünf bis acht Wiederholungen mit einer Kadenz von etwa sieben Sekunden der PmM erreicht wird.
Erholungszeit nach jeder Trainingseinheit: 3 Tage
Durchführung: 5 Wochen Training, gefolgt von einer Woche Trainingspause

Einheit A (push)	Intensitätstechnik	Überschreitung des PmM
• Bankdrücken	Reduktionssatz	2 Gewichtsreduktionen
• Schrägbankdrücken	Reduktionssatz	2 Gewichtsreduktionen
• Dips	Partnerhilfe	2 Intensivwiederholungen
• Seitheben	Reduktionssatz	2 Gewichtsreduktionen
• Trizeps-Kickbacks	Reduktionssatz	2 Gewichtsreduktionen
• Trizepsdrücken am Kabel	Reduktionssatz	2 Gewichtsreduktionen

Einheit B (pull)	Intensitätstechnik	Überschreitung des PmM
• Klimmzüge mit schulterweitem Obergriff	Partnerhilfe	2 Intensivwiederholungen
• Klimmzüge mit Parallelgriff	Partnerhilfe	2 Intensivwiederholungen
• Maschinen-Rudern	Reduktionssatz	2 Gewichtsreduktionen
• Schulterheben	Reduktionssatz	2 Gewichtsreduktionen
• Kurzhantelcurls	Reduktionssatz	2 Gewichtsreduktionen
• Bauchpressen am Kabel	Reduktionssatz	2 Gewichtsreduktionen

Tab. 35 Push-Pull-HIT – Stufe II – A + B + C, Fortsetzung

Einheit C (push/pull)	Intensitätstechnik	Überschreitung des PmM
• Kniebeugen	Partnerhilfe	2 Intensivwiederholungen
• Beinpressen	Reduktionssatz	2 Gewichtsreduktionen
• Kreuzheben	Reduktionssatz	2 Gewichtsreduktionen
• Beinbeugen	Reduktionssatz	2 Gewichtsreduktionen
• Wadenheben sitzend oder stehend	Reduktionssatz	2 Gewichtsreduktionen

Tab. 36 Push-Pull-HIT – Stufe III – A + B + C

Die Gewichte sind so zu wählen, dass nach fünf bis acht Wiederholungen mit einer Kadenz von etwa sieben Sekunden der PmM erreicht wird.
Erholungszeit nach jeder Trainingseinheit: 4 Tage
Durchführung: 6 Wochen Training, gefolgt von einer Woche Trainingspause

Einheit A (Push)	Intensitätstechnik	Überschreitung des PmM
Jeweils im Supersatz		
• Bankdrücken	Partnerhilfe	1 Intensivwiederholung
• Butterfly	Reduktionssatz	1 Gewichtsreduktion
• Schrägbankdrücken	Partnerhilfe	1 Intensivwiederholung
• Fliegende Bewegungen auf der Schrägbank	Reduktionssatz	1 Gewichtsreduktion
• Nackendrücken	Partnerhilfe	1 Intensivwiederholung
• Seitheben	Reduktionssatz	1 Gewichtsreduktion
• Dips	Partnerhilfe	1 Intensivwiederholung
• Trizepsdrücken am Kabel	Partnerhilfe	1 Intensivwiederholung

Einheit B (Push)	Intensitätstechnik	Überschreitung des PmM
Jeweils im Supersatz		
• Klimmzüge mit schulterweitem Obergriff	Partnerhilfe	1 Intensivwiederholung
• Überzüge am Kabel	Reduktionssatz	1 Gewichtsreduktion

Tab. 36 Push-Pull-HIT – Stufe III – A + B + C, Fortsetzung

• Klimmzüge mit Parallelgriff	Partnerhilfe	1 Intensivwiederholung
• Überzüge	Reduktionssatz	1 Gewichtsreduktion
• Maschinen-Rudern	Reduktionssatz	1 Gewichtsreduktion
• Schulterheben	Reduktionssatz	1 Gewichtsreduktion
• Langhantelcurls	Reduktionssatz	1 Gewichtsreduktion
• Latziehen mit schulterweitem Untergriff	Reduktionssatz	1 Gewichtsreduktion
• Beinheben hängend	Reduktionssatz	1 Gewichtsreduktion
• Bauchpressen am Kabel	Reduktionssatz	1 Gewichtsreduktion

Einheit C (Push+Pull)	**Intensitätstechnik**	**Überschreitung des PmM**
Jeweils im Supersatz		
• Front-Kniebeugen	Reduktionssatz	1 Gewichtsreduktion
• Beinstrecken	Reduktionssatz	1 Gewichtsreduktion
• Kreuzheben	Reduktionssatz	1 Gewichtsreduktion
• Beinbeugen	Reduktionssatz	1 Gewichtsreduktion
• Beinpressen	Reduktionssatz	1 Gewichtsreduktion
• Beinstrecken	Reduktionssatz	1 Gewichtsreduktion
• Beinbeugen	Reduktionssatz	1 Gewichtsreduktion
• Wadenheben stehend	Reduktionssatz	1 Gewichtsreduktion

QUELLEN

1 Gaines, C.; Butler, G. (1984): Pumping Iron. Bodybuilding der Meisterklasse. München: Heyne, S. 52.

2 Gießing, J.; Preuss, P.; Greiwing, A.; Göbel, S.; Müller, A.; Schischek, A.; Stephan, A. (2005): Fundamental definitions of decisive training parameters of single-set training and multiple-set training, in: Gießing, J.; Fröhlich, M.; Preuss, P. (Eds): Current Results of Strength Training Research. Göttingen: Cuvillier, S. 9-23.

3 Gaines, C.; Butler, G. (1984): Pumping Iron. Bodybuilding der Meisterklasse. München: Heyne, S. 17.

4 Gaines, C.; Butler, G. (1984): Pumping Iron. Bodybuilding der Meisterklasse. München: Heyne, S. 50.

5 Schwarzenegger, A. (1986): Das große Bodybuildingbuch. München: Heyne.

6 Schwarzenegger, A.; Hall, D. (1984): Karriere eines Bodybuilders. München: Heyne.

7 Interview mit Arnold Schwarzenegger, in: Pumping Iron. Der Film.

8 Fleck, S. J.; Kraemer, W. J. (2004): Designing Resistance training Programs. (3rd edition). Champaign: Human Kinetics.

9 Jones, A. (1972): The Nautilus Bulletin.

10 Jones, A. (1973): The Colorado Experiment, in: Ironman 6; 1973.

11 Hallum, R. (2001): 60 Pounds Muskelzuwachs in vier Wochen, in: Sportrevue 5; 2001, S. 35.

12 Busek, A. (2001): Casey Viator – eine Bodybuilding-Ikone, in: Sportrevue 5; 2001, S. 41.

13 Mentzer, M. (1995): Heavy Duty. Heilbronn: Ingenohl (3. Auflage), S. 24.

14 Rand, A. (1979): Introduction to Objectivist Epistemology. New York; New American Library.

15 Mentzer, M. (1995): Heavy Duty. Heilbronn: Ingenohl (3. Auflage), S. 15.

16 Mentzer, M. (1995): Heavy Duty Journal. Heilbronn: Ingenohl (3. Auflage).

17 Selye, H. (1936): A Syndrome Produced by Diverse Nocuous Agents, in: Nature, (32) 138.

18 Selye, H. (1954): On the nature of disease, in: Texas Reports on Biology and Medicine, 2; 1954, 390-422.

19 Selye, H. (1956): The Stress of Life. New York, N. Y.: McGraw-Hill.

20 Selye, H. (1974): Stress without Distress. New York, N. Y.: McGraw-Hill.

21 Cannon, W. R. (1932): The Wisdom of the Body. New York: WW Norton.

22 Mentzer, M. (1993): Heavy Duty. 2nd Edition. Venice: o.V., S. 15.

23 Mentzer, M. (1995): Heavy Duty Journal. Heilbronn: Ingenohl (3. Auflage), S. 19.

24 Kennedy, R.; Weis, D. (1989): Mass! Chicago. o.V.

25 Darden, E. (1983): The Pre-Exhaustion Principle in Strength Training, in: Athletic Journal 1; 1983, S. 46 und 66-67.

26 Mentzer, M. (1993): Heavy Duty. 2nd Edition. Venice: o.V.

27 Weider, J. (1992): Flex Impressum, in: Flex 10; 1992, S. 6.

28 Oehmke, P. (2002): Der Tod kam zweimal. Mike und Ray Mentzer lebten um zu trainieren und trainierten, um zu leben. Dann starben sie, im Abstand von 38 Stunden, in: Süddeutsche Zeitung 02.08.2002.

29 Gaines, C.; Butler, G. (1984): Pumping Iron. Bodybuilding der Meisterklasse. München: Heyne, S. 223.

30 Mentzer, M. (1995): Heavy Duty. Heilbronn: Ingenohl (3. Auflage), S. 22-23.

31 Mentzer, M. (1996): Fred Hatfield: or how not to think (about bodybuilding), In: Muscular Development 8; 1996, S. 12 und 34.

32 Mentzer, M. (1990): Näheres zum Weider-System. Große Bodybuilder halten diese Prinzipien nicht für selbstverständlich, in: Sportrevue 5; 1990, S. 112-114 und 116.

33 Mentzer, M. (1987): Joe Weider's 3-phase training. How your muscles adapt in stages, in: Muscle & Fitness 8; 1987, S. 126-128 und 218.

34 Mentzer, M. (1992): Is there really a »science« of bodybuilding, in: Flex 10; 1992, S. 34-36, 70 und156.

35 McGough, P. (2001): The Mike Mentzer story. Whom the Gods bless, they eventually restore, in: Flex 9; 2001.

36 Wayne, R. (1985): Muscle Wars. The behind-the-scenes story of competitive bodybuilding. New York: St. Martin's Press, S. 157 [Übersetzung aus dem Englischen durch den Verfasser].

37 Wayne, R. (1985): Muscle Wars. The behind-the-scenes story of competitive bodybuilding. New York: St. Martin's Press, S. 156-157 [Übersetzung aus dem Englischen durch den Verfasser].

38 Mentzer, M. (1992): Passing the »break over«, in: Flex 2; 1992, S. 183.

39 Dobbins, B. (1981): The Miss Olympia contest report. Birth of a tradition, in: Muscle & Fitness 2; 1981.

40 Wayne, R. (1985): Muscle Wars. The behind-the-scenes story of competitive bodybuilding. New York: St. Martin's Press.

41 Gaines, C.; Butler, G. (1984): Pumping Iron. Bodybuilding der Meisterklasse. München: Heyne, S. 265-266.

42 Stamatopoulos, J. (2000): Mike Mentzer's interview. www.bodybuilding.com/fun/mminter.htm, Zugriff am 14.09.2005

43 Schwarzenegger, A. (1984): Encyclopedia of modern bodybuilding. New York: Simon & Schuster.

44 Bührle, M.; Werner, E. (1984): Das Muskelquerschnittstraining der Bodybuilder, in: Leistungssport 3; 1984, S. 5-9.

45 Tesch, P. A. (1994): Das Training im Bodybuilding, in: Komi (Hrsg.): Kraft und Schnellkraft im Sport. Köln: Deutscher Ärzte-Verlag, S. 365-373.

46 Ehlenz, H.; Grosser, M.; Zimmermann, E. (1991): Krafttraining. Grundlagen, Methoden, Übungen, Leistungssteuerung, Trainingsprogramme. München: BLV Sportwissen.

47 Fleck, S. J.; Kraemer, W. J. (1987): Designing Resistance Training Programs. Champaign: Human Kinetics.

48 Neary, J. (1981): Olympia Report: Arnold's Victory Creates Controversy & Bitterness, in: Muscle & Fitness 2; 1981, S. 20 [Übersetzung aus dem Englischen durch den Verfasser].

49 Gaines, C.; Butler, G. (1984): Pumping Iron. Bodybuilding der Meisterklasse. München: Heyne, S. 266.

50 Mentzer, M. (1995): Heavy Duty. Heilbronn: Ingenohl (3. Auflage), S. 39.

51 Mentzer, M. (1991): Realistic expectations, in Flex 2; 1991, S. 67-69.

52 Mentzer, M. (1992): Overtraining and overeating, in: Flex 12; 1992, S. 197.

53 Mentzer, M. (1992): More is not better, in: Flex 3; 1992, S. 143.

54 Mentzer, M. (1995): Heavy Duty. Heilbronn: Ingenohl (3. Auflage), S. 24.

55 Bashin, S.; Storer, T. W.; Berman, N.; Callegari, C.; Clevenger, B.; Phillips, J.; Bunell. T. J.; Tricker, R.; Shirazi, A.; Casaburi, R. (1996): Effects of supraphysiologic doses of testosterone on muscle size and strength in normal men, in: The New England Journal of Medicine 335; 1996, S. 1-8.

56 Clasing, D.; Donike, M.; Grupe, O.; Kindermann, W.; Kley, H. K.; Kühl, J. (1992): Doping – verbotene Arzneimittel im Sport. Stuttgart: Fischer.

57 Beuker, F. (1990): Das neue Jahrzehnt, in: Sportrevue 1; 1990, S. 26-28.

58 Donike, M. (1972): Doping oder das Pharmakon im Sport, in: Hollmann, W. (Hrsg.): Zentrale Themen der Sportmedizin, Berlin, Heidelberg: Springer, S. 400-415.

59 Hurley, B. F.; Seals, D. R.; Hagberg, J. M.; Goldberg, A. C.; Ostrove, S. M.; Holloszy, J. O.; Wiest, W. G.; Goldberg, A. P. (1984): High-density lipoprotein cholesterol in body builders vs. powerlifters: Negative effects of androgen use, in: Journal of the American Medical Association 252; 1984, S. 507-513.

60 Elliot, D. L.; Goldberg, L.; Kuehl; K. S.; Catlin, D. H. (1987): Characteristics of anabolic-androgenic steroid-free competitive male and female body builders, in: The Physician and Sports Medicine 6; 1987, S. 169-179.

61 Pope, H. G.; Katz, D. L.; Champoux, R. (1988): Anabolic-androgenic steroid use among 1010 college men, in: The Physician and Sportsmedicine 16; 1988, S. 75-81.

62 Kersey, R. D. (1993): Anabolic-androgenic use by private health club; gym athletes, in: Journal of Strength and Conditioning Research 2; 1993, S. 118-126.

63 Deters, T. (1988): Teen steroid use, in: Muscle & Fitness 5; 1988, S. 74-75 und 180-182.

64 Taylor, W. N. (1987): Synthetic anabolic-androgenic steroids: a plea for controlled substance status, in: Physician and Sportmedicine 15; 1987, S. 140.

65 Burkett, L. N.; Falduto, M. T. (1984): Steroid use by athletes in a metropolitan area, in: The Physician and Sportsmedicine 12; 1984, S. 69.

66 Buckley, W. E.; Yesalis, C. E.; Friedl, K. E.; Anderson, W. A.; Streit, A. L.; Wright, J. E. (1988): Estimated prevalence of anabolic steroid use among high school seniors, in: Journal of the American Medical Association 260; 1988, S. 3441-3445.

67 Johnson, M. D.; Jay, M. S.; Shoup, B. (1989): Anabolic steroid use in adolescents, in: Pediatrics 82; 1989, S. 921-924.

68 Johnson, M. D. (1990): Anabolic steroid use in adolescent athletes, in: Pediatric Clinics of North America 37; 1990, S. 1111-1123.

69 Windsor, R.; Dumitru, D. (1989): Prevalence of anabolic steroid use by male and female adolescents, in: Medicine and Science in Sports and Exercise 21; 1989, 494-497.

70 Komorowski, E. M.; Rickert, V. I. (1992): Adolescent body image and attitudes to anabolic steroid use, in: American Journal of Diseases of Children 146; 1992, S. 823-828.

71 Lombardo, J. A.; Longcope, C.; Voy, O. R. (1985): Recognizing anabolic steroid abuse, in: Patient care 19; 1985, S. 28-47.

72 Malarkey, W. B.; Strauss, R. H.; Leizman, D. J.; Ligget, M.; Demers, L. M. (1991): Endocrine effects in female weight lifters who self-administer testosterone and anabolic steroids, in: American Journal of Obstetrics and Gynecology 165; 1991, S. 1385-1390.

73 McMillian, J.; Miko, P.; Joynee, B.; Lefavi, R. (1993): Middle school students' knowledge of anabolic steroids, in: Medicine and Science in Sports and Exercise 5; 1993, S. 193.

74 Moore, W. V (1988): Anabolic steroid use in adolescents, in: Journal of the American Medical Association 260; 1988, S. 3484-3486.

75 Nutter, J. (1997): Middle school students' attitudes and use of anabolic steroids, in: Journal of Strength and Conditioning Research 1; 1997, S. 35-39.

76 Parrot, A. C.; Choi, P. Y.; Davies, M. (1994): Anabolic steroid use by amateur athletes: effects upon psychological mood states, in: Journal of Sports Medicine and Physical Fitness 34; 1994, S. 292-298.

77 Perry, P. J.; Andersen, K. H.; Yates, W. R. (1990): Illicit anabolic steroid use in athletes. A case series analysis, in: American Journal of Sportsmedicine 18; 1990, S. 422-428.

78 Kuipers, H.; Wijnen, J.; Hartgens, F.; Willems, S. (1991): Influence of Anabolic Steroids on Body Composition, Blood Pressure, Lipid Profile and Liver Functions in Body Builders, in: International Journal of Sports Medicine, 1991, S. 413-418.

79 Terney, R.; McLain, L. G. (1990): The use of anabolic steroids in high school students, in: American Journal of Diseases of children 144; 1990, S. 99-103.

80 Strauss, R. H.; Wright, J. E.; Finerman, G. A. M.; Catlin, (1983): Side effects of anabolic steroids in weight-trained women athletes, in: Journal of the American Medical Association 253; 1983, S. 2871-2873.

81 Scott, D. M.; Wagner, J. C.; Barlow, T. W. (1996): Anabolic steroid use among adolescents in Nebraska schools, in: American Journal of Health-System Pharmacy 53; 1996, S. 2068-2072.

82 Wright, J. (1993): Anabolic steroids. The real story, Flex supplement, E-F.

83 Sehling, M.; Pollert, R.; Hackfort, D. (1989): Doping im Sport. Medizinische, sozialwissenschaftliche und juristische Aspekte. München: BLV.

84 Braunstein, G. D. (1993): Gynecomastia, in: The New England Journal of Medicine 328; 1993, S. 490-495.

85 Farrel, G.C.; Joshua, D.E. (1975): Androgen-induced Hepatoma, in: The Lancet, 22. Februar 1975, S. 430.

86 Westaby, D. (1977): Liver damage from long-term methyl testosterone, in: The Lancet 6. August 1977, S. 261.

87 Johnson, S. G. (1978): Longterm oral testosteron and liver function, in: Lancet, 7. Januar 1978, S. 50.

88 McKillop, G.; Todd, I. C.; Ballantyne, D. (1986): Increased left ventricular mass in a bodybuilder using anabolic steroids, in: British Journal of Sports Medicine 20; 1986, S. 151-152.

89 Ferenchick, G. S. (1990): Are androgenic steroids thrombogenic?, in: New England Journal of Medicine 322; 1990, S. 476.

90 Ferenchick, G. S. (1991): Association of steroid abuse with cardiomyopathy in athletes, in: American Journal of Medicine 91; 1991, S. 562.

91 Ferenchick, G. S.; Schwartz, D.; Ball, M.; Schwartz, K. (1992): Androgenic-anabolic steroid abuse and platelet aggregation: a pilot study in weight lifters, in: American Journal of Medical Sciences 303; 1992, S. 78-82.

92 Dickerman, R. D.; Schaller, F.; Prather, I.; McConathy, W. J. (1995): Sudden cardiac death in a 20-year-old bodybuilder using anabolic steroids, in: Cardiology 86; 1995, S. 172-173.

93 DePiccoli, B.; Giada, F.; Benettin, A.; Sartori, F.; Piccolo, E. (1991): Anabolic Steroid Use in Body Builders: An Echocardiographic Study of Left Ventricle Morphology and Function, in: International Journal of Sports Medicine, 1991, S. 408-412.

94 Feyel-Cabanes, N. (1978): Combined effect of testosterone and estrogen on rat ventral prostates, in: Cancer Research 11; 1978, S. 4126-4134.

95 Erslev, A.J (1972): Secondary Polycythemia, in: Williams, W.J (Hrsg.): Hematology. New York: McCraw-Hill Book Company, S. 544.

96 Brink, W. (1995). Dihydrotestosterone. Hair loss, Acne and Prostate Enlargement (Avoidance, Control, Regression), in: Musclemag International 4; 1995, S. 61-68.

97 Beuker, F. (1992): Die externe Symptomatik beim Abusus anaboler Steroide im Sport, in: notabene medici 22; 1992, S: 373-377.

98 Tainter, M. L. (1964): Anabolic steroids in the management of the diabetic patient, in: New York State Journal of Medicine, 15. April 1964, S. 1001.

99 Brainum, J. (1996): Anabolikabedingter Sehnenabriß, in: Flex 1; 1996, S. 142-143.

100 Deyssig, R.; Weissel, M. (1993): Ingestion of androgenic-anabolic steroids induces mild thyroidal impairment in male bodybuilders, in: Journal of Clinical Endocrinology and Metabolism 76; 1993, S. 1069-1071.

101 Pope, H. G.; Katz, D. L. (1988): Affective and Psychotic Symptoms Associated With Anabolic Steroid Use, in: American Journal of Psychiatry 145; 1988, S. 487-490.

102 Michna, H. (1987): Organisation of collagen fibrils in tendon changes induced by anabolic steroid: I and II, in: International Orthopedy 11; 1987, S. 157-162.

103 Laseter, J. T.; Russel, J. A. (1991): Anabolic steroid induced tendon pathology: A review of the literature, in: Medicine and Science in Sports Exercises 23; 1991, S. 1-3.

104 Visuri, T.; Lindholm, H. (1994): Bilateral distal biceps tend avulsions with use of anabolic steroids, in: Medicine and Science in Sports and Exercise 26; 1994, S. 941-944.

105 Stannard, J. P.; Bucknell, A. L. (1993): Rupture of the triceps tendon associated with steroid injections, in: American Journal of Sports Medicine 21; 1993, S. 482-485.

106 Yates, D.; Wolff, B. (1993): Blood and Guts. The ultimate approach to building maximum muscle mass. Woodland Hills: YB small books.

107 Yates, D. (1993): Beyond the horizon, in: Flex 10; 1993, S. 42-46, 50, 178.

108 Mentzer, M. (1993): The stress concept, in: Flex 10; 1993, S. 93, 114-116.

109 Ross, D. (1990): The shadow knows, in: Flex 10; 1990, S. 50-52 und 126-127.

110 Yates, D. (1991): My back workout: Don't be fooled, it's not for beginners, in: Flex 12; 1991, S. 34-37.

111 Mentzer, M. (2001): Streß und das GAS-Modell, in: Sportrevue 8; 2001, S. 40-45.

112 Sportrevue, Titelseite, Ausgabe 6; 1980.

113 Busek, A. (1991): Arnold Classic, in: Sportrevue 5; 1991, S. 54-68.

114 Yates, D. (2004): Prioritäten setzen, in: Flex 10; 2004, S.200-201.

115 Gaspari, R.: Descending sets. Flex 6; 1990, S. 33.

116 Robinson, E.: Training past failure. Flex 8; 1990, S. 76-78.

117 Yates, D.: The one set per movement routine. Flex 1; 1993, S. 72-75 und 112-114.

118 Gießing, J. (2005): Intense single-set training for maximum muscular hypertrophy in bodybuilding, in: Gießing; Preuss; Fröhlich (Hrsg.): Current Results of Strength Training Research. Göttingen: Cuvillier, S. 103-113.

119 Mentzer, M. (1995): Mind and body. The basic principles of bodybuilding science, in: Flex summer issue 1995, S. 202-215.

120 Dobbins, B.; Busek, A. (1987): Explosiver Muskelzuwachs. Was Bodybuilder über kompensatorische Akzeleration wissen müssen, in: Flex 3; 1987, S. 58-60.

121 Darden, E. (1997): Hardcore Training. Professionelle Techniken für schnellen Muskelaufbau. Arnsberg: Novagenics.

122 Yates, D.; Wolff, B. (1993): Blood and Guts. The ultimate approach to building maximum muscle mass. Woodland Hills: YB small books, S. 54.

123 Yates, D. (1992): Proper warm ups, in: Flex 10; 1992, S. 30.

124 Kennedy, R.; Douglas, S. (1991): Haney breezes by in the windy city. Mr. Olympia report, in: Musclemag International 1; 1991, S. 33-43 und 145.

125 McGough, P. (1990): Not quite the best physique show on earth. The real story of the drug-tested Mr. Olympia, in: Health & Strength 5; 1990, S. 6-25 und 42-43.

126 IFBB (2005): The new Olympic Movement Anti-Doping Code. http://www.ifbb.com/reports/NewDoping/Rule2000.htlm, Zugriff am 14.10.2005

127 Wayne, R. (1997): Let's applaud the IFBB's small step in the right direction, in: Muscular Development 6; 1997, S. 150-151 und 200.

128 Barke, M. S. (1996): Psychological and behavioral effects of endogenous testosterone and anabolic androgenic steroids: An update, in: Sportsmedicine 6; 1996, S. 367-390.

129 Blechman, S. (1997): So, how's it going, in: Muscular Development 8; 1997, S. 12 und 214-218.

130 LaCour, S. (1997): Natural bodybuilding digest, in: Muscular Development 2; 1997, S. 166-167 und 218.

131 Colgan, M. (1997): Death is waiting in the wings. Steroids versus natural growth, in: Muscular Development 8; 1997, S. 40-41 und 199.

132 Brainum, J. (1997): The shocking dangers of anabolic drugs, in: Muscular Development 2; 1997, S. 224-229.

133 Colgan, M. (1997): Drug-free muscle in: Muscular Development 2; 1997, S. 32 und 82.

134 Beattie, S.; Romano, J. (1997): Mentzer makes a comeback, in: Muscular Development 4; 1996, S. 178-180, 199, 210-212.

135 Lefavi, R.; Voy, R.; Yesalis, C. (1999): Drug use in youth sports, in: Muscular Development 1; 1999, S. 140-142.

136 Brainum, J. (1999): Long-term cardiovascular effects of steroids, in: Muscular Development 1; 1999, S. 152-153.

137 Pearl, B. (1997): Taking a stand, in: Muscular Development 10; 1997, S. 18 und 36.

138 Romano, J. (1997): Drug testing: The way to do it. What's with the IFBB and drug testing?, in: Muscular Development 10; 1997, S. 68, 98, 131 und 216.

139 Blechman, S. (1997): Natural Bodybuilding. Welcome to the future, in: Muscular Development 2; 1997, S. 12, 34 und 107.

140 Mentzer, M. (1996): The spirit of youth, in: Muscular Development 1; 1996, S. 10, 168, und 200.

141 Mentzer, M. (1997): Tailor-made for the natural bodybuilder, in: Muscular Development 2; 1997, S. 104-105 [Übersetzung aus dem Englischen durch den Verfasser].

142 Mentzer, M. (1997): An open challenge to volume bodybuilders, in: Muscular Development 10; 1997, S. 70 [Übersetzung aus dem Englischen durch den Verfasser].

143 Mentzer, M. (1996): On overtraining, in: Muscular Development 2; 1996, S. 46-47, 184.

144 Mentzer, M. (1999): Heavy Duty hits, in: Muscular Development 2; 1999, S.83.

145 Mentzer, M. (1997): The blessed and the accursed, in: Muscular Development 5; 1997, S. 50-51, 208.

146 Mentzer, M. (1998): Universal principles, but…, in: Muscular Development 3; 1998, S. 104-105.

147 Mentzer, M. (1997): As the body changes, training requirements change – sticking points are inevitable, in: Muscular Development 5; 1997, S. 100-101.

148 LaCour, S. (1998): Is it unfair for naturals to compete against drug users?, in: Muscular Development 3; 1998, S. 144-146.

149 Mentzer, M. (1998): Rx for natural bodybuilders: Heavy Duty high-intensity training, in: Muscular Development 4; 1998, S. 140-141, 190.

150 Mentzer, M. (1997): Challenge to (volume) bodybuilders II, in: Muscular Development 11; 1997, S. 72-74, 198, 202, 214.

151 Mentzer, M. (1997): The loneliest number, in: Muscular Development 7; 1997, S. 128-129.

152 Mentzer, M. (1997): As I see it, in: Muscular Development 7; 1997, S. 12 und 197.

153 Mentzer, M. (1998): Hormonally correct, in: Muscular Development 2; 1998, S. 104-106.

154 Mentzer, M. (1996): Strength and mass increases, in: Muscular Development 3; 1996, S. 44-45.

155 Mentzer, M. (1996): A blind leap into the dark, in: Muscular Development 12; 1996, S. 104-105.

156 Mentzer, M. (1996): Mind training. Building a body of knowledge, in: Muscular Development 2; 1996, S. 100-101, 186, 188.

157 Mentzer, M. (1996): An intelligent approach, in: Muscular Development 3; 1996, S. 88-89.

158 Mentzer, M. (1994): Get hyper, in: Flex 10; 1994, S. 204-215.

159 Hatfield, F. (1996): »Heavy Doodie«, in: Muscle & Fitness 5; 1996.

160 Mentzer, M. (1996): Duchaine, Zulak, Everson et al., in: Muscular Development 6; 1996, S. 90-91.

161 Mentzer, M. (1997): Bodybuilding agnosticism, in: Muscular Development 12; 1997, S. 70-72.

162 Mentzer, M. (1996): Fred Hatfield: or, »How not to think (about bodybuilding)«, in: Muscular Development 8; 1996, S. 12, 34.

163 Mentzer, M. (1998): Observations of a personal trainer, in: Muscular Development 6; 1998, S. 70-71, 141, 146-147.

164 Mentzer, M. (1998): Mike Mentzer's new advanced high intensity training program, in: Muscular Development 5; 1998, S. 134-139.

165 Levafi, B. (1998): How can we prevent and treat steroid abuse, in: Muscular Development 9; 1998, S. 66-69.

166 LaLanne, J. (1997): Bodybuilding: The state of the art, in: Muscular Development 7; 1997, S. 12, 202.

167 Sparkman, D. R. (1998): What anabolic steroids do and why people use them, in: Muscular Development 6; 1998, S. 84-86, 188.

168 Colgan, M. (1996): Growth hormone. A failure for rejuvenation, in: Muscular Development 9; 1996, S. 40, 48, 140.

169 Romano, J. (1996): Steroid handbooks. Promoting drug use or saving lives?, in: Muscular Development 9; 1996, S. 164-165, 204-205.

170 Mentzer, M. (1997): Workout safety: high intensity, low force, in: Muscular Development 6; 1997, S. 137.

171 Mentzer, M. (1996): Workout safety, in: Muscular Development 4; 1996, S. 50-51, 184.

172 Mentzer, M. (1998): Rep speed. Standardizing rep speed for accurate evaluation, in: Muscular Development 9; 1998, S. 82-84.

173 Mentzer, M. (1996): Adaptive-specific training, in: Muscular Development 9; 1996, S. 108-109.

174 Mentzer, M. (1998): The big lie, in: Muscular Development 1; 1998, S. 70-71, 165, 202.

175 Mentzer, M. (1999): Aerobic condition vs. total fitness, in: Muscular Development 1; 1999, S. 82-84.

176 Mentzer, M. (1997): The best anti-catabolic, in: Muscular Development 4; 1997, S. 104-105.

177 Mentzer, M. (1997): Despite the enlightenment of the industrial revolution, there are some in this sport; industry who reject reason, logic and science, in: Muscular Development 4; 1997, S. 59-51, 86-87.

178 Reeves, S. (1997): What on earth has happened to bodybuilding, in: Muscular Development 4; 1997, S. 12, 203.

179 Gündill, M. (2002): Hochintensitätstraining (HIT) oder Volumentraining – welche Trainingsmethode ist besser?, in: Sportrevue 10; 2002, S. 96-111.

180 Dresen, E. (2005): Eine Frage des Systems, in: Sportrevue 11; 2005, S. 16-26.

181 Gießing, J. (2004): Einsatz-Training. Arnsberg: Novagenics.

182 Martin, D. (1979): Grundlagen der Trainingslehre. Schorndorf: Hofmann.

183 Gießing, J.; Preuss, P.; Greiwing, A.; Göbel, S.; Müller, A.; Schischek, A.; Stephan, A. (2005): Fundamental definitions of decisive training parameters of single-set training and multiple-set training, in: Gießing, J.; Fröhlich, M.; Preuss, P. (Eds): Current Results of Strength Training Research. Göttingen: Cuvillier, S. 9-23.

184 Tesch, P. A. (1994): Das Training im Bodybuilding, in: Komi (Hrsg.): Kraft und Schnellkraft im Sport. Köln: Deutscher Ärzte-Verlag, S. 365-373.

185 Gießing, J. (2000): Das Heavy-Duty-Konzept. Zunehmende Akzeptanz und Popularität des Einsatz-Trainings auch beim Bodybuilding, in: Leistungssport 4; 2000, S. 19-23.

186 Heiduk, R.; Preuss, P.; Steinhöfer, D. (2002): Die optimale Satzzahl beim Krafttraining – Einsatz- versus Mehrsatz-Training, in: Leistungssport 4; 2002, S. 4-13.

187 Kieser, W. (1998): Wieviele Sätze beim Krafttraining, in: Leistungssport 3; 1998, S. 50-51.

188 Philipp, M. (1999): Ein Satz genügt! Erfahrungen mit Mehrsatz- und Einsatz-Methoden im Krafttraining, in: Leistungssport 1; 1999, S. 26-28.

189 Philipp, M. (1999): Einsatz-Training versus Mehrsatz-Training. Zur Kontroverse um die Satzzahl beim Krafttraining unter Berücksichtigung empirischer Evidenzen, in: Leistungssport 4; 1999, S. 27-34.

190 Lefavi, B. (1998): How much exercise do you really need?, in: Muscular Development 9; 1998, S. 134-138.

191 Smith, D. (2000): Is more really better?, in: Exercise Protocol Spring 2000, S. 60-62.

192 Dalichau, S.; Stein, B.; Schäfer, K.; Buhlmann, J. J.; Menken, P. (2004): Einsatz- versus Mehrsatztraining – zwei konkurrierende Krafttrainingsmethoden in der Behandlung chronischer Rückenschmerzen?, in: Physikalische Therapie 7; 2004, S. 294-299.

193 Schlumberger, A.; Schmidtbleicher, D.: Einsatz-Training als trainingsmethodische Alternative – Möglichkeiten und Grenzen, in: Leistungssport 3; 1999, S. 9-11.

194 Antonio, J. (2000): Nonuniform responses of skeletal muscle to heavy resistance training. Can bodybuilders induce regional muscle hypertrophy?, in: Journal of Strength and Conditioning Research 1; 2000, S. 102-113.

195 Ehlenz, H.; Grosser, M.; Zimmermann, E. (1991): Krafttraining. Grundlagen, Methoden, Übungen, Leistungssteuerung, Trainingsprogramme. München: BLV Sportwissen.

196 Hatfield, F. (1988): Ein zweiter Blick auf Muskelisolation, in: Sportrevue 11; 1988, S. 92-94 und 122-124.

197 Tesch, P. (1999): Target Bodybuilding. Champaign. Human Kinetics.

198 Bompa, T. O.; Cornacchia, L. (1998): Serious Strength Training. Champaign. Human Kinetics.

199 Boeckh-Behrens, W.-U.; Buskies, W. (2003): Fitness-Krafttraining. Die besten Übungen und Methoden für Sport und Gesundheit. Reinbek: Rowohlt.

200 Barnett, C.; Kippers, V.; Turner, P. (1995): Effects of Variations of the Bench Press Exercise on the EMG Activity of five shoulder muscles, in: Journal of Strength and Conditioning Research 9; 1995, S. 222-227.

201 Stowers, T.; McMillian, J.; Scala, D.; Davis, V.; Wilson, D.; Stone, M. (1983): The short-term effects of three different strength-power training methods, in: National Strength and Conditioning Association Journal 5, S. 24-27.

202 Silvester, L. J.; Stiggins, C.; McGown, C.; Bryce, G. R. (1982): The effect of variable resistance and free-weight training programs on strength and vertical jump, in: National Strength and Conditioning Association Journal 4; 1982, 30-33.

203 Terbizan, D. J.; Bartels, R. L. (1985): The effect of set-repetition combinations on strength gain in females age 18-35, in: Medicine and Science in Sports and Exercise 2; 1985, S. 267.

204 Jacobson, B. H. (1986): A comparison of two progressive weight training techniques on knee extensor strength, in: Athletic Training 4; 1986, S. 315-318 und 390.

205 Westcott, W. L. (1986): 4 key factors in building a strength program, in: Scholastic Coach. (55) 1986, S. 104-105, 123.

206 Ryan, A. S.; Treuth, M. S.; Rubin, M. A.; Miller, J. P.; Nicklas, B. J.; Landis, D. M.; Pratley, R. E.; Libanati, C. R.; Gundberg, C. M.; Hurley, B. F.(1994): Effects of strength training on bone mineral density: hormonal and bone turnover relationships, in: Journal of Applied Physiology 4; 1994, S. 1678-1684.

207 Welsch, M. A.; Brechue, W. F.; Pollock, M. L.; Starkey, D. B.; Graves, J. E. (1994): Effect of reduced training volume on bilateral isometric knee flexion; extension torque, in: Medicine and Science in Sports and Exercise 5; 1994, 138-144.

208 Ostrowski, K. J.; Wilson, G. J.; Weatherby, R.; Murphy, P. W.; Lyttle, A. D. (1997): The effect of weight training volume on hormonal output and muscular size and function, in: Journal of Strength and Conditioning Research 3; 1997, S. 148-154.

209 De Hoyos, D.; Abe, T.; Garzarella, L.; Hass, C.; Nordmann, M.; Pollock, M. (1998): Effect of 6 months of high- or low-volume resistance training on muscular strength and endurance, in: Medicine and Science in Sports and Exercise 5; 1998, S. 165.

210 De Hoyos, D.; Herring, D.; Garzarella, L.; Werber, G.; Brechue, W. F.; Pollock, M. L. (1997): Effect of strength training volume on the development of strength and power in adolescent tennis players, in: Medicine and Science in Sports Exercise 5; 1997, S. 164.

211 Pollock, M. L.; Abe, T.; De Hoyos, D. V.; Garzarella, L.; Hass, C. J.; Werber, G. (1998): Muscular hypertrophy responses to 6 months of high- or low-volume resistance training, in: Medicine and Science in Sports and Exercise 5; 1998, S. 116.

212 Vincent, K.; De Hoyos, D.; Garzarella, L.; Hass, C.; Nordmann, M.; Pollock, M. (1998): Relationship between indices of knee extension strength before and after resistance training, in: Medicine and Science in Sports and Exercise 5; 1998, S. 163.

213 Hass, C. J.; Garzarella, L.; De Hoyos, D. V.; Pollock, M. L. (1998): Effects of training volume on strength and endurance in experienced resistance trained adults, in: Medicine and Science in Sports and exercise 5; 1998, S. 115.

214 Hass, C. J.; Garzarella, L.; De Hoyos, D. V.; Pollock, M. L. (2000): Single versus multiple sets in long-term recreational weightlifters, in: Medicine and Science in Sports and exercise 1; 2000, S. 235-242.

215 Sanborn, K.; Boros, R.; Hruby, J.; Schilling, B.; O'Bryant, H.; Johnson, R.; Hoke, T.; Stone, M. H.; Stone, M. E. (1998): Performance effects of weight training with multiple sets not to failure versus a single set to failure in women: a preliminary study. In: HÄKKINEN, K. (Ed.): International Conference on Weightlifting and Strength Training. Conference Book. Lathi, S. 157-158.

216 Pollock, M. L.; Abe, T.; De Hoyos, D. V.; Garzarella, L.; Hass, C. J.; Werber, G. (1998): Muscular hypertrophy responses to 6 months of high- or low-volume resistance training, in: Medicine and Science in Sports and Exercise 5; 1998, S. 116.

217 De Hoyos, D.; Abe, T.; Garzarella, L.; Hass, C.; Nordmann, M.; Pollock, M. (1998): Effect of 6 months of high- or low-volume resistance training on muscular strength and endurance, in: Medicine and Science in Sports and Exercise 5; 1998, S. 165.

218 Vincent, K.; De Hoyos, D.; Garzarella, L.; Hass, C.; Nordmann, M.; Pollock, M. (1998): Relationship between indices of knee extension strength before and after resistance training, in: Medicine and Science in Sports and Exercise 5; 1998, S. 163.

219 Hass, C. J.; Garzarella, L.; De Hoyos, D. V.; Polock, M. L. (2000): Single versus multiple sets in long-term recreational weightlifters, in: Medicine and Science in Sports and exercise 1; 2000, S. 235-242.

220 Fröhlich, M. (2005): Zur Effizienz des Einsatz- vs. Mehrsatz-Training. Eine meta-analytische Betrachtung. Zur Veröffentlichung eingereicht.

221 Campos, G. E. R.; Luecke, T. J.; Weneln, H. K.; Toma, K.; Hagerman, F. C.; Murray, T. F.; Ragg, K. E.; Ratamess, N. A.; Kraemer, W. J.; Staron, R. S. (2002): Muscular adaptations in response to three different resistance-training regimens: specifity of repetition maximum zones, in: European Journal of Applied Physiology 88; 2002, S. 50-60.

222 Berger, R. A. (1962): Effect of varied weight training programs on strength, in: Research quarterly for exercise and sport, 33, S. 168-181.

223 Borst, S. E.; De Hoyos, D. V.; Garzarella, L.; Vincent, K.; Pollock, B. H.; Lowenthal, D. T.; et al. (2001): Effects of resistance training on insulin-like growth factor-I and IGF binding proteins, in: Medicine and Science in Sports and Exercise, 33(4), S. 648-653.

224 Capen, E. K. (1956): Study of four programs of heavy resistance exercises for development of muscular strength, in: Research Quarterly, 27(2), S. 132-142.

225 Carpinelli, R. N. (2002): Berger in retrospect: effect of varied weight training programmes on strength, in: British journal of sports medicine 36(3), S. 319-324.

226 Coleman, A. E. (1977): Nautilus vs. universal gym strength training in adult males, in: American Corrective Therapy Journal, 31(4), S. 103-107.

227 De Hoyos, D.; Abe, T.; Garzarella, L.; Hass, C.; Nordman, M.; Pollock, M. L. (1998): Effects of 6 months of high- or low-volume resistance training on muscular strength and endurance, in: Medicine and Science in Sports and Exercise, 30(5), S. 165.

228 De Hoyos, D.; Herring, D.; Garzarella, L.; Werber, G.; Brechue, W. F.; Pollock, M. L. (1997): Effect of strength training volume on the development of strength and power in adolescent tennis players, in: Medicine and Science in Sports and Exercise, 30(5), S. 164.

229 De Hoyos, D.; Herring, D.; Garzarella, L.; Werber, G.; Brechue, W. F.; Pollock, M. L. (1997): Effect of strength training volume on the development of strength and power in adolescent tennis players, in: Medicine and Science in Sports and Exercise, 30(5), S. 164.

230 Ebben, W. P.; Blackard, D. O. (2001): Strength and conditioning practices of national football league strength and conditioning coaches, in: Journal of Strength and Conditioning Research, 15(1), S. 48-58.

231 Jacobson, B. H. (1986): A comparison of two progressive weight training techniques on knee extensor strength, in: Athletic Training, 21, S. 315-318, 390.

232 Jones, K.; Bishop, P.; Hunter, G.; Fleisig, G. (2001): The effects of varying resistance-training loads on intermediate- and high-velocity-specific adaptations, in: Journal of Strength and Conditioning Research, 15(3), S. 349-356.

233 Mentzer, M. (1998): Unilateral training. A stronger neurological impulse means …, in: Muscular Development 10; 1998, S. 82-86.

234 Kraemer, W. J. (1997): A series of studies – the physiological basis for strength training in American football: fact over philosophy, in: Journal of Strength and Conditioning Research, 11(3), S. 131-142.

235 Kraemer, W. J.; Ratamess, N.; Fry, A. C.; Triplett-McBride, T.; Koziris, L. P.; Bauer, J. A.; et al. (2000): Influence of resistance training volume and periodization on physiological and performance adaptations in collegiate women tennis players, in: The American Journal of Sports Medicine, 28(5), S. 626-633.

236 Kramer, J. B.; Stone, M. H.; O'Bryant, H. S.; Conley, M. S.; Johnson, R. L.; Nieman, D. C.; et al. (1997): Effects of single vs. multiple sets of weight training: impact of volume, intensity, and variation, in: Journal of Strength and Conditioning Research, 11(3), S. 143-147.

237 Leighton, J. R.; Holmes, D.; Benson, J.; Wooten, B.; Schmerer, R. (1967): A study on the effectiveness of ten different methods of progressive resistance exercise on the development of strength, flexibility, girth and bodyweight, in: Journal of the Association of Physical and Mental Rehabilitation, 21(3), S. 78-81.

238 Marx, J. O.; Ratamess, N. A.; Nindl, B. C.; Gotshalk, L. A.; Volek, J. S.; Dohi, K.; et al. (2001): Low-volume circuit versus high-volume periodized resistance training in women, in: Medicine and Science in Sports and Exercise, 33(4), S. 635-643.

239 McBride, J. M.; Triplett-McBride, T.; Davie, A.; Newton, R. U. (2002): The effect of heavy- vs. light-load jump squats on the development of strength, power, and speed, in: Journal of Strength and Conditioning Research, 16(1), S. 75-82.

240 Messier, S. P.; Dill, M. E. (1985): Alterations in strength and maximal oxygen uptake consequent to Nautilus circuit weight training, in: Research quarterly for exercise and sport, 56, S. 345-351.

241 Paulsen, G.; Myklestad, D.; Raastad, T. (2003): The influence of volume of exercise on early adaptations to strength training, in: Journal of Strength and Conditioning Research, 17(1), S. 115-120.

242 Peterson, M. D.; Rhea, M. R.; Alvar, B. A. (2004): Maximizing strength development in athletes: a meta-analysis to determine the dose-response relationship, in: Journal of Strength and Conditioning Research, 18(2), S. 377-382.

243 Pollock, M. L.; Graves, J. E.; Bamman, M. M.; Legett, S. H.; Carpenter, D. M.; Carr, C.; et al. (1993): Frequency and Volume of Resistance Training: Effect on Cervical Extension Strength, in: Archives of Physical Medicine and Rehabilitation, 74, S. 1080-1086.

244 Rhea, M. R.; Alvar, B. A.; Ball, S. D.; Burkett, L. N. (2002): Three sets of weight training superior to 1 set with equal intensity for eliciting strength, in: Journal of Strength and Conditioning Research, 16(4), S. 525-529.

245 Rhea, M. R.; Alvar, B. A.; Burkett, L. N. (2002): Single versus multiple sets for strength: a meta-analysis to address the controversy, in: Research quarterly for exercise and sport, 73(4), S. 485-488.

246 Rhea, M. R.; Alvar, B. A.; Burkett, L. N.; Ball, S. D. (2003): A meta-analysis to determine the dose response for strength development, in: Medicine and Science in Sports and Exercise, 35(3), S. 456-464.

247 Sanborn, K.; Boros, R.; Hruby, J.; Schilling, B.; O´Bryant, H. S.; Johnson, R. L.; et al. (2000): Short-Term Performance Effects of Weight Training With Multiple Sets Not to Failure vs. a Single Set to Failure in Women, in: Journal of Strength and Conditioning Research, 3(14), S. 328-331.

248 Schlumberger, A.; Stec, J.; Schmidtbleicher, D. (2001): Single- vs. multiple-set strength training in women, in: Journal of Strength and Conditioning Research, 15(3), S. 284-289.

249 Silvester, L. J.; Stiggins, C.; McGown, C.; Bryce, G. B. (1981): The effect of variable resistance and free-weight training programs on strength and vertical jump, in: National Strength Coaches Association Journal, 3(6), S. 30-33.

250 Starkey, D. B.; Pollock, M. L.; Ishida, Y.; Welsch, M. A.; Brechue, W. F.; Graves, J. E.; et al. (1996): Effect of resistance training volume on strength and muscle thickness, in: Medicine and Science in Sports and Exercise, 28(10), S. 1311-1320.

251 Stone, M. H.; Johnson, R. L.; Carter, D. R. (1979): A short term comparison of two different methods of resistance training on leg strength and power, in: Athletic Training, 14, S. 158-160.

252 Stowers, T.; McMillan, J.; Scala, D.; Davis, V.; Wilson, D.; Stone, M. (1983): The Short-Term Effects of Three Different Strength-Power Training Methods, in: National Strength & Conditioning Journal, 5(3), S. 24-27.

253 Winett, R. A. (2004): Meta-analysis do not support performance of multiple sets or high volume resistance training, in: Journal of Exercise Physiology online, 7(5), S. 10-20.

254 Wolfe, B. L.; LeMura, L. M.; Cole, P. J. (2004): Quantitative analysis of single- vs. multiple-set programs in resistance training, in: Journal of Strength and Conditioning Research, 18(1), S. 35-47.

255 Buskies, W. (1999): Sanftes Krafttraining nach dem subjektiven Belastungsempfinden versus Training bis zur muskulären Ausbelastung, in: Deutsche Zeitschrift für Sportmedizin 10; 1999, S. 316-320.

256 Greiwing, A.; Freiwald, J.; Nolten, J. (2003): Der Einfluss zweier Krafttrainingsmethoden mit dem »Kettler Multitrainer« auf isometrische Maximalkraft und Befindlichkeit, in: Gesundheitssport und Sporttherapie 19; 2003, S. 208.

257 Remmert, H.; Schischek, A.; Zamhöfer, T.; Ferrauti, A. (2005): Zum Einfluss der Regenerationsdauer auf die Kraft- und Muskelmassenzunahme im Rahmen eines Einsatz-Hochintensitätstrainings (High Intensity Training), in: Leistungssport 2; 2005, S. 15-19.

258 Clarkson, P. M.; Byrnes, W. C.; McCormick, K. M.; Turcotte, L. P.; White, J. S. (1986): Muscle soreness and serum creatine kinase activity following isometric, eccentric, and concentric exercise, in: International Journal of Sports Medicine 7; 1986, S. 152-155.

259 Newham, D. J.; Jones, D. A.; Clarkson, P. M. (1987): Repeated high-force excentric exercise: Effects on muscle pain and damage, in: Journal of Applied Physiology 63; 1987, S. 1381-1386.

260 Tidus, P. M.; Ianuzzo, C. D. (1983): Effects of intensity and duration of muscular exercise on delayed soreness and serum activities, in: Medicine and Science in Sports Exercises 15; 1983, S. 461-465.

261 Everson, J. (1993): Muskelschmerzen. Was verursacht sie, kann man sie lindern, sollte man trotz der Schmerzen trainieren?, in: Sportrevue 4; 1993, S. 76-78 und S. 146-147.

262 Maughan, R. J.; Donelly, A. E.; Gleeson, M.; Whiting, P. H.; Walker, K. A.; Clough, P. J. (1989): Delayed onset muscle damage and lipid peroxidation in man after a downhill run, in: Muscle Nerve 12; 1989, S. 332-336.

263 Newham, D. J.; Jones, D. A.; Clarkson, P. M. (1987): Repeated high-force excentric exercise: Effects on muscle pain and damage, in: Journal of Applied Physiology 63; 1987, S. 1381-1386.

264 Kuipers, H. (1994): Exercise-Induced Muscle Damage, in: International Journal of Sports Medicine 3; 1994, S. 132-135.

265 Bigland-Richie, B.; Woods, J. J. (1976): Integrated EMG and 02-uptake during positive and negative work, in: Journal of Physiology (London) 260; 1976, S. 267-277.

266 Ebeling, C. B.; Clarkson, P. M. (1989): Exercise-induced muscle damage and adaption, in: Sports Medicine 7; 1989, S. 207-234.

267 Armstrong, R. B.; Ogilvie, R. W.; Schwane, J. A. (1983): Excentric exercise-induced injury to skeletal muscle, in: Journal of Applied Physiology 54; 1983, S. 80-93.

268 Pahlke, U.; Peters, H. (1991): Zur Wiederherstellung nach sportlicher Belastung, in: Leistungssport 4; 1991, S. 7-11.

269 Hoppeler, H. (1991): Der Muskelkater – Schaden an der Skelettmuskulatur, in: Leistungssport 3; 1991, S. 5-7.

270 Everson, J. (1990): Negative resistance for muscle building, in: Muscle & Fitness 10; 1990, S. 128-130 und 154.

271 Lieber, R. L.; Friden, J. (1993): Muscle damage is not a function of muscle force but active muscle strain, in: Journal of Applied Physiology 2; 1993, S. 520-526.

272 McCully, K. K.; Faulkner, J. A. (1986): Characteristics of lengthening contractions associated with injury to skeletal muscle, in: Journal of Applied Physiology 61; S. 293-299.

273 Darden, E. (2002): Super Arme. Arnsberg: Novagenics, S. 92.

274 Antonio, J. (2005): Immer hübsch langsam oder doch nicht? Das Tempo der Wiederholungen ist wichtig für ein effizientes Muskelwachstum, in: Sportrevue 11; 2005, S. 34.

275 Darden, E. (1997): Hardcore Training – Professionelle Techniken für schnellen Muskelaufbau. Arnsberg: Novagenics, S. 54.

276 Darden, E. (2004): The New High Intensity Training. Holtzbrinck Publishers.

277 Dobbins, B.; Busek, A. (1987): Explosiver Muskelzuwachs. Was Bodybuilder über kompensatorische Akzeleration wissen müssen, in: Flex 3; 1987, S. 58-60.

278 Bührle, M.; Werner, E. (1984): Das Muskelquerschnittstraining der Bodybuilder, in: Leistungssport 3; 1984, S. 5-9.

279 Hartmann, J.; Tünnemann, H. (1990): Das grosse Buch der Kraft (1 ed.). Berlin: Sportverlag.

280 Hemmling, G. (1994): Anpassung des neuromuskulären Systems an die neu-entwickelte Trainingsmethode. Köln: Bundesinstitut für Sportwissenschaft.

281 Kelso, T. (2000): The basics of muscle contraction: implications for strength training, in Brzycki (Ed.), Maximize your training: insights from leading strength and fitness professionals. Lincolnwood (Chicago), IL: Master Press, S. 35-80.

282 Westcott, W. L.; Winett, R. A.; Anderson, E. S.; Wojcik, J. R.; Loud, R. L.; Cleggett, E.; et al. (2001): Effects of regular and slow speed resistance training on muscle strength. Journal of Sports Medicine and Physical Fitness, 41(2), S. 154-158.

283 Brzycki, M. (1995): A practical approach to strength training (3rd ed.). Lincoln-wood: Masters Press.

284 Gillam, G. M. (1981): Effects of frequency of weight training on muscle strength enhancement, in: Journal of Sports Medicine 21; 1981, S. 432-436.

285 Graves, J. E.; Pollock, M. L.; Foster, D.; Leggett, S. H.; Carpenter, D. M.; Vuoso, R.; Jones, A. (1990): Effect of training frequency and specificity on isometric lumbar extension strength, in: Spine 17; 1990, S. 504-509.

286 Stowers, T.; McMillan, J.; Scala, D.; Davis, V.; Wilson, D.; Stone, M. (1983): The short-term effects of three different strength-power training methods, in: National Strength and Conditioning Association Journal 5; 1983, S. 24-27.

287 Tucci, J. T.; Carpenter, D. M.; Pollock, M. L.; Graves, J. E.; Leggett, S. H. (1992): Effect of reduced training and detraining on lumbar extension strength, in: Spine 17; 1992, S. 1497-1501.

288 Ostrowski, K. J.; Wilson, G. J.; Weatherby, R.; Murphy, P. W.; Lyttle, A. D. (1997): The effect of weight training volume on hormonal output and muscular size and function, in: Journal of Strength and Conditioning Research, 11(3), S. 148-154.

289 Müller, A. (2003): Zur Transferierbarkeit trainingsmethodischer Erfahrungen des Hochleistungsbodybuildings. Eine kritische Betrachtung des vorliegenden Methodenspektrums, in: Leistungssport 4; 2003, S. 39.

290 Ostrowski, K. J.; Wilson, G. J.; Weatherby, R.; Murphy, P. W.; Lyttle, A. D. (1997): The effect of weight training volume on hormonal output and muscular size and function, in: Journal of Strength and Conditioning Research 3; 1997, S. 148.

291 Ahtianen, J.P.; Pakarinen, A.; Kraemer, W. J.; Häkkinen, K. (2002): Acute hormonal and neuromuscular responses and recovery to forced vs. maximum repetitions multiple resistance exercises, in: International Journal of Sports Medicine 24; 2002, S. 410-418.

292 Drinkwater, E. J.; Lawton, T. W.; Lindsell, R. P.; Pyne, D. B.; Hunt, P. H.; McKenna, M. J. (2005): Training leading to repetition failure contributes to bench press strength gains in elite junior athletes, in: Journal of Strength and Conditioning Research 19, 2; 2005, S. 382-388.

293 Westcott, W. (1994): Exercise speed and strength development, in: American Fitness Quarterly 3; 1994, S. 20-21.

294 Westcott, W. (1995): High intensity strength training, in: Idea Personal Trainer 7; 1995, S. 9.

295 Greiwing, A.; Freiwald, J. (2005): Effects of resistance training methods on maximal strength, strength endurance and muscle thickness of the m. quadriceps femoris, in: Gießing; Fröhlich; Preuss: Current Results of Strength Training Research. Göttingen: Cuvillier, S. 77 [Übersetzung aus dem Englischen durch den Verfasser].

296 Schlumberger, A.; Schmidtbleicher, D. (1999): Einsatz-Training als trainingsmethodische Alternative – Möglichkeiten und Grenzen, in: Leistungssport 3; 1999, S. 9.

297 Kraemer, W. J. (1997): A series of studies: The physiological basis for strength training in American football: Fact over philosophy, in: Journal of Strength and Conditioning Research 3; 1997, S. 132 [Übersetzung aus dem Englischen durch den Verfasser].

298 Weider, J. (1954): Cheating exercises build the biggest muscles, in: Muscle Builder 3; 1954, S. 60-61.

299 Fleck, S. J.; Kraemer, W. J. (1997): Designing Resistance Training Programs (2nd Edition). Champaign: Human Kinetics.

300 Lancaster, J. (1991): To cheat or not to cheat, in: Musclemag International 12; 1991, S. 92-93.

301 Weider, J. (1991): Forced reps, in: Flex 2; 1991, S. 18.

302 Mentzer, M.: Forced reps and negatives, in: Flex 3; 1993, S. 201.

303 Richford, C. (1966): Principles of successful bodybuilding. Alliance.

304 Weider, J. (1981): Bodybuilding. The Weider approach. Woodland Hills: Weider.

305 Philipp, M. (1999): Einsatz-Training versus Mehrsatz-Training. Zur Kontroverse um die Satzzahl beim Krafttraining unter Berücksichtigung empirischer Evidenzen, in: Leistungssport 4; 1999, S. 27-34.

306 Thoburn, R. (1995): Reduktionssätze, in: Sportrevue 4; 1995, S. 70-74.

307 Tesch, P. A. (1994): Das Training im Bodybuilding, in: Komi (Hrsg.): Kraft und Schnellkraft im Sport. Köln: Deutscher Ärzte-Verlag, S. 365-373.

308 Kennedy, R.; Weis, D. (1989): Mass! Chicago.

309 Tanny, A. (1989): Target training, in: Muscle & Fitness 2; 1989, S. 126-128.

310 Gießing, J. (2002): Das Muskelaufbautraining beim Bodybuilding. Eine kritische Analyse aus sportwissenschaftlicher Sicht. Marburg: Tectum-Verlag.

311 Darden, E. (1983): The Pre-Exhaustion Principle in Strength Training, in: Athletic Journal 1; 1983, S. 46 und 66-67.

312 Sforzo, G. A.; Touey, P. R.: Manipulating exercise order affects muscular performance during a resistance exercise training session, in: Journal of Strength and Conditioning Research 10; 1996, S. 10, 20-24.

313 Augustsson, J.; Thomeé, R.; Hörnstedt, P.; Lindblom, J.; Karlsson, J.; Grimby, G.: Effect of pre-exhaustion exercise on lower-extremety muscle activation during a leg press exercise, in: Journal of Strength and Conditioning Research 2; 2003, S. 411-416.

314 Maynard, J.; Ebben, W. P. (2003): The effects of antagonist prefatique on agonist torque and electromyography, in: Journal of Strength and Conditioning Research 3; 2003, S. 469-474.

315 Paul, B.; Gentkow, U. (1986): Laktatanstieg im cavum articulare – Wegbereiter degenerativer Knorpelschäden, in: Medizin und Sport 7; 1986, S. 208-211.

316 Bangsbo, J.; Graham, T.; Johansen, L.; Saltin, B: (1994): Muscle lactate metabolism in recovery from intense exhaustive exercise: impact of light exercise, in: Journal of Applied Physiology 77; 1994, S. 1890-1895.

317 Bond, V.; Adams, R. G.; Tearney, R. J.; Gresham, K.; Ruff, W. (1991): Effects of active and passive recovery on power output during repeated maximal sprint cycling, in: European Journal of Applied Physiology 74; 1991, S. 357-361.

318 Gupta, S.; Goswami, A.; Sadhukhan, A. K.; Mathur, D. N. (1996): Comparative study of lactate removal in short term massage of extremeties, active recovery and a passive recovery period after supramaximal exercise sessions, in: International Journal of Sports Medicine 17; 1996, S. 106-110.

319 Lattier, G.; Millet, G. Y.; Martin, A.; Martin, V. (2004): Fatigue and recovery after high-intensity exercise. Part II: recovery interventions, in: International Journal of Sports Medicine 25; 2004, S. 509-515.

320 Fleck, S. J.; Kraemer, W. J. (2004): Designing Resistance training Programs. (3rd edition). Champaign: Human Kinetics, S. 196.

321 Mentzer, M. (1991): Staggered sets, in: Flex 1; 1991, S. 52-54 und 92.

322 Rost, R. (1995): Sport- und Bewegungstherapie bei Inneren Krankheiten: Lehrbuch für Sportlehrer, Übungsleiter, Krankengymnasten und Sportärzte. Köln: Deutscher Ärzte-Verlag.

323 Remmert, H.; Schischek, A.; Zamhöfer, T.; Ferrauti, A. (2005): Zum Einfluss der Regenerationsdauer auf die Kraft- und Muskelmassenzunahme im Rahmen eines Einsatz-Hochintensitätstrainings (High Intensity Training), in: Leistungssport 2; 2005, S. 17-18.

324 Remmert, H.; Schischek, A.; Zamhöfer, T.; Ferrauti, A. (2005): Zum Einfluss der Regenerationsdauer auf die Kraft- und Muskelmassenzunahme im Rahmen eines Einsatz-Hochintensitätstrainings (High Intensity Training), in: Leistungssport 2; 2005, S. 18.

325 Olivier, N. (2001): Eine Beanspruchungstheorie sportlichen Trainings und Wettkampfs, in: Sportwissenschaft 4; 2001, S. 437-453.

326 Tesch, P. A. (1994): Das Training im Bodybuilding, in: Komi (Hrsg.): Kraft und Schnellkraft im Sport. Köln: Deutscher Ärzte-Verlag, S. 365-373.

327 Everson, J. (1986): Von der Kugelhantel zur Steuerwelle. Freie Gewichte kontra Maschinen, in: Sportrevue 1; 1986, S. 36-41 und 78-79.

328 Stone, M.; O'Bryant, H.; Garhammer, J.; McMillian, J.; Rozenek, R. (1981): A hypothetical model for strength training, in: Journal of Sport Medicine and Physical Fitness 21; 1981, S. 342-351.

329 Anderson, T.; Kearney, J. T. (1982): Effects of three resistance training programs on muscular strength and absolute and relative endurance, in: Research Quarterly 53, S. 1-7.

330 Kramer, J. B.; Stone, M. H.; O'Bryant, H. S.; Conley, M. S.; Johnson, R. L.; Nieman, D. C.; Honeycutt, D. R.; Hoke, T. P. (1997): Effects of single vs. multiple sets of weight training: impact of volume, intensity, and variation, in: Journal of Strength and Conditioning Research 3; 1997, S. 143-147.

331 Marx, J. O. (1998): The effect of periodization and volume of resistance training in women, in: Medicine and Science in Sport and Exercise 5; 1998, S. 164.

332 Stone, M.; Potteiger, J. A.; Pierce, K. C.; Proulx, C. M.; O'Bryant, H. S.; Johnson, R. L. (1997): Comparison of the effects of 3 different weight training programs on the 1-RM squat: A preliminary study, in: Journal of Strength and Conditioning Research 11; 1997, S. 286.

333 Willoughby, D. S. (1993): The effects of mesocycle-length weight training programs involving periodization and partially equated volumes on upper and lower body strength, in: Journal of Strength and Conditioning Research 7, S. 2-8.

334 Ehlenz, H.; Grosser, M.; Zimmermann, E. (1991): Krafttraining. Grundlagen, Methoden, Übungen, Leistungssteuerung, Trainingsprogramme. München: blv.

335 Weineck, J. (1994): Optimales Training. Erlangen: perimed.

336 Fröhlich, M.; Gießing, J. (2005): Nachermüdung als trainingsmethodische Alternative im Krafttraining. Zur Veröffentlichung eingereicht.

337 Little, J. (2005): Wachstums-Frage. Kann man in einem Jahr 100 Pfund Muskeln aufpacken? Die Nautilus-Studie gibt Antworten auf diese Frage und sucht gleichzeitig die optimale Trainingsfrequenz, in: Sportrevue 12; 2005, S. 58-65.

338 Schlumberger, A.; Schmidtbleicher, D. (2000): Anpassungen nach Krafttraining mit maximalen Lasten, in: Sportwissenschaft 3/2000, S. 249-261.

*